Bambini Autistici

Titolo Originale:

Condizioni "Psicopatiche

Autistiche" nell'Infanzia

(Tesi presentata presso la Facoltà di Medicina dell'Università di Vienna dal Prof. Asperger Hans)

Traduzione e commenti:

Dott. Kevin Rebecchi, PhD

1

ISBN : 9798852510006

TAVOLA DEI CONTENUTI

4

PREFAZIONE

Sembrerebbe essenziale diffondere questa traduzione commentata della tesi di Hans Asperger. Questo testo può probabilmente essere considerato uno dei più importanti testi sull'autismo, data la sua precisione e accuratezza nelle osservazioni. La traduzione è per lo più letterale, un approccio spesso respinto da alcuni traduttori. Tuttavia, questo approccio sembra preservare al meglio lo spirito del testo e trasmetterlo come originariamente concepito, senza adattarlo o modificarlo per un nuovo contesto (per una migliore leggibilità, ho deciso di sostituire "psicopatico autistico" con "autistico" e "psicopatia autistica" con "autismo"). È particolarmente importante in questo argomento mantenere le parole precise del ricercatore, specialmente considerando che alcune persone si chiedono se lui stesso potesse avere ciò che in seguito fu chiamato sindrome di Asperger (Lyons & Fitzgerald, 2007), e che l'iperprecisione del vocabolario è una delle sue caratteristiche (Beaud & Guibert, 2011). Pertanto, sarebbe intellettualmente insopportabile interpretare le dichiarazioni cambiando le parole. Questa traduzione commentata consentirà a chiunque sia interessato all'argomento di formarsi una propria opinione sull'approccio e le affermazioni di Hans Asperger e, per coloro che sono già sensibilizzati sull'argomento, fornirà una migliore comprensione della questione della neurodiversità (intesa come variazione neurobiologica e psicologica all'interno della specie umana, simile alle variazioni di colore della pelle, dimensione o intelligenza). Sebbene Hans Asperger fosse uno psichiatra e lavorasse in una clinica di pedagogia curativa, che combina educazione e medicina, le sue analisi, almeno in questo testo, non sembrano considerare gli individui autistici (termine medico derivato da Bleuler, uno psichiatra svizzero) da lui descritti come disabili. Questa idea può essere supportata da un'analisi storica, che evidenzia la sua collaborazione con il regime politico al potere nella loro politica di sterminio nei confronti dei disabili e dei malati di mente. Le sue analisi, condotte su circa 200 bambini, sono lontane dall'avocare qualsiasi forma di sterminio.

Per lungo tempo e anche da allora, lo studio di questo fenomeno si è troppo spesso concentrato quasi esclusivamente su individui con disabilità mentali, creando numerosi preconcetti e idee sbagliate sull'argomento (come si può osservare in alcuni film e serie, ad esempio). Oggi sappiamo, ad esempio, che la distribuzione del quoziente intellettivo nel disturbo da deficit di attenzione e iperattività (ADHD) - una peculiarità facilmente osservabile e individuabile, e potrebbe esserci un continuum tra autismo e ADHD (Kern et al., 2015) - è la stessa della popolazione normale (Kaplan et al., 2000). Inoltre, alcuni ricercatori considerano l'autismo come un disturbo dell'alta intelligenza (Crespi, 2016). Nella storia, l'autismo è stato dissociato dalla sindrome di Asperger prima di essere associato sotto il termine medico "disturbi dello spettro autistico". Sembra ragionevole affermare e sostenere oggi che l'autismo - un termine che è importante discutere o addirittura abbandonare - non è un disturbo psichiatrico da trattare, ma piuttosto una differenza altamente visibile nei contesti privati, intimi o educativi che è facilmente identificabile da un occhio attento a questa particolarità. Gli strumenti che analizzano "comportamenti deficitari" sono sia inappropriati che inadeguati.

Pertanto, osserviamo che è estremamente difficile, per non dire impossibile, per la scienza e le persone in generale comprendere veramente cos'è l'autismo. Ci sono quasi solo analisi dalla prospettiva dei deficit, delle disabilità (spesso intrinsecamente associate a carenze mentali nella maggior parte dei casi) o, peggio ancora, nel quadro di pseudoscienze come la psicoanalisi o l'omeopatia (Grandgeorge, 2016), o pratiche del New Age come i bambini indaco (Carroll & Tober, 1999). Possiamo talvolta osservare un profondo problema di teoria della mente tra coloro che concettualizzano l'autismo, proiettando idee inadeguate e inappropriate (come si può osservare in temi come l'empatia, l'umorismo o la comunicazione, ad esempio). L'autismo, se può essere definito semplicemente, implica una diversa relazione con il mondo e gli altri, portando a percezioni, sentimenti, pensieri, analisi e, alla fine, azioni e comportamenti diversi rispetto alla maggioranza e alle norme stabilite. Per tutte queste ragioni, sembrava importante condividere questa traduzione commentata con il maggior numero possibile di persone. Inoltre, ho selezionato e sintetizzato alcuni punti e idee importanti discusse da Hans Asperger, che affronterò nell'epilogo.

Riferimenti

Baron-Cohen, S. (2018). The truth about Hans Asperger's Nazi collusion. Nature, 557, 305-306. https://doi.org/10.1038/d41586-018-05112-1

Beaud L., De Guibert C. (2011), Identité et spécificité du «

pédantisme » dans le syndrome d'Asperger, Neuropsychiatrie de l'enfance et de l'adolescence, 59, 469-477.

Carroll, L. & Tober, J. (1999). Les Enfants Indigo - Enfants du 3ème millénaire. Ariane.

Crespi B. J. (2016). Autism As a Disorder of High Intelligence. Frontiers in neuroscience, 10, 300. https://doi.org/10.3389/fnins.2016.00300

Grandgeorge, D. (2016) Traitement homéopathique pour l'autisme : Chlorum et les autres…. La Revue d'Homéopathie, 7(1), 17-20. https://doi.org/10.1016/j.revhom.2016.01.004

Kaplan, B. J., Crawford, S. G., Dewey, D. M., & Fisher, G. C. (2000). The IQs of children with ADHD are normally distributed. Journal of learning disabilities, 33(5), 425–432. https://doi.org/10.1177/002221940003300503

Kern, J. K., Geier, D. A., Sykes, L. K., Geier, M. R., & Deth, R. C. (2015). Are ASD and ADHD a Continuum? A Comparison of Pathophysiological Similarities Between the Disorders. Journal of attention disorders, 19(9), 805–827. https://doi.org/10.1177/1087054712459886

Lyons, V., & Fitzgerald, M. (2007). Did Hans Asperger (1906-1980) have Asperger syndrome?. Journal of autism and developmental disorders, 37(10), 2020–2021. https://doi.org/10.1007/s10803-007-0382-4

1/ PROBLEMI

L'ordine e la comprensione della struttura delle cose sono uno degli obiettivi ultimi della scienza. Nell'abbondanza di fenomeni nella vita, piena di contrasti e che si fondono l'uno nell'altro con confini sfumati, la persona riflessiva cerca di trovare un punto di riferimento solido dando nomi a diversi fenomeni, delineandoli dagli altri fenomeni, stabilendo connessioni, somiglianze e contrasti, in breve, ordinando le cose in un sistema. Questo lavoro è un prerequisito essenziale per la conoscenza. Le scienze umane devono seguire queste stesse strade. Ma nessun'altra difficoltà è maggiore che qui: ogni essere umano è unico, insostituibile, indivisibile ("individuo") e quindi fondamentalmente incomparabile con gli altri. Ogni persona presenta tratti apparentemente contraddittori: la vita prospera proprio sui contrasti e sulle tensioni. Infine, gli esseri umani sono le creature più enigmatiche sulla Terra; l'essenza più intima di una personalità non si rivela a chi cerca la conoscenza di sé o all'osservatore che cerca di penetrare nell'intimo di un altro. Nonostante queste difficoltà, o forse a causa di esse, i pensatori si sono sempre sforzati di esaminare gli esseri umani e anche di classificarli, stabilendo una serie di immagini di caratteri umani e distinguendoli l'uno dall'altro, cioè di realizzare una tipologia che faccia giustizia alla diversità della vita. I tentativi di classificare i fenomeni umani procedono in tre direzioni principali:

1.   C'è la ricerca di una coppia di opposti come principio di ordine: così, principalmente, Kretschmer (anche se riconosce tre o quattro tipi, per lui tutto è essenzialmente distinto

dalla polarità schizotimica e ciclotimica) e, nonostante varie differenziazioni estensive, Jaensch (integrato-disintegrato) e Jung (introvertito-estroverso). Per quanto fruttuoso possa essere risultato tale principio di classificazione come principio euristico, un approccio "unidimensionale" (Schröder) del genere non è sufficiente per fare giustizia alla diversità dei fenomeni umani. Specialmente nel caso di personalità che rientrano nell'intervallo normale di variazione e ancor più nel caso di bambini e adolescenti, questi tentativi di classificazione appaiono spesso piuttosto spasmodici e non convincenti. Tuttavia, gli insegnamenti di Kretschmer sembrano meritare il massimo apprezzamento su un punto: nella sintesi del fisico e del mentale, in "Struttura del corpo e carattere", Kretschmer è stato il primo a mostrarci con grande precisione (qualcosa di cui molti avevano già un'idea piuttosto nebulosa in passato - basti pensare agli sforzi degli antichi fisiognomisti e frenologi) che le costituzioni fisiche e mentali corrispondono l'una all'altra nei minimi dettagli.

2.   In secondo luogo, vanno menzionate le vere tipologie di carattere. Si cercano di caratterizzare e classificare le personalità, in particolare le personalità psicopatiche, basandosi su un singolo tratto "primario". È impossibile discutere qui le numerose tipologie esistenti, nemmeno le tipologie di caratteri psicopatici. Come esempio per tutti, menzioneremo solo la classificazione di Kurt Schneider, che è probabilmente la più conosciuta e utile per il lavoro pratico. Schneider distingue psicopatici ipertimici, depressi, insicuri, fanatici, egoisti, di umore labile, esplosivi, noncuranti, senza volontà e astenici, e descrive in modo convincente i profili di

14

personalità sulla base di un'ampia esperienza psichiatrica. Paul Schröder e la sua scuola hanno sollevato gravi obiezioni a tale approccio; è un impoverimento completamente inaccettabile caratterizzare le personalità basandosi su un solo tratto e trascurare tutti gli altri che contribuiscono anche al loro carattere. Lo stesso Schneider ha ammesso che i tipi sono "prima di tutto e sempre, per quanto riguarda l'individuo, linee guida approssimative di un'essenziale unilateralezza". Oltre a ogni tipo, si devono considerare numerose sottotipi, combinazioni e relazioni con altre psicopatie, in modo che a volte sembri dubbio se uno di questi "aspetti secondari" non dovrebbe ricevere più considerazione rispetto all'aspetto principale. Ciò significa che si deve rinunciare fin dall'inizio alle tipizzazioni unidimensionali nell'intricato e infinitamente variegato intreccio delle strutture caratteriali, e qualsiasi descrizione sistematica dovrebbe essere basata sulla loro multidimensionalità.

3. Ecco come Schröder arriva alla sua classificazione dei caratteri, in particolare dei caratteri dei bambini. Se tutti gli aspetti essenziali della vita mentale di una persona, che in ogni individuo sono "combinati" per formare un insieme in quantità variabili, possono essere descritti, allora emerge un'immagine chiara di quella persona, consentendo di determinare le loro modalità di reazione da cui si può anche dedurre l'approccio all'educazione e, infine e soprattutto, la prognosi sociale. Le anomalie mentali (il termine "psicopatia" è respinto da Schröder, poiché potrebbe implicare che uno psicopatico sia un idiota, il che non è vero né in termini di condizione né in senso ereditario-biologico) non consistono nel fatto che uno di questi aspetti manchi o che se ne aggiunga uno nuovo.

Tutte le differenze mentali, anche le più mostruose, devono essere descritte e spiegate in base alla differenza nel grado di sviluppo di ciascuna parte individuale, nonché al risultante di tutte le parti in un insieme. Così, tra gli aspetti mentali, Schröder descrive, oltre all'intelletto, tra gli altri, l'istinto (spontaneità), il sostegno, la ricerca di validità, l'immaginazione e probabilmente, soprattutto, lo spirito. Non si tratta di una singola parte, ma dell'armonia di un tutto che determina il destino umano. Ad esempio, nel caso di individui instabili, tutto dipende dal fatto che abbiano molto spirito e possano quindi sviluppare connessioni sufficienti, o se hanno poco spirito e sono egoisti; si può presumere che una persona con un'eccessiva immaginazione, una forte motivazione, un forte desiderio di riconoscimento e poco spirito diventi un impostore, ma se una persona ha buone qualità intellettuali insieme alla stessa immaginazione e motivazione, può diventare, ad esempio, un artista senza conflitti sociali. Non vi è dubbio che questo approccio caratterologico sia particolarmente utile in termini educativi pratici - nasce interamente dalla comprensione e dall'amore per il lavoro con i bambini e i giovani - e anche per valutare la necessità e la natura delle misure di protezione sociale, ed è comunque migliore di qualsiasi tipologia realizzabile, specialmente le tipologie sistematiche. Soprattutto, dimostra che fa giustizia a personalità che rientrano maggiormente nell'intervallo normale delle variazioni, poiché una persona in cui una grossa anomalia di una singola tendenza mentale o una anomalia qualitativa non determina l'immagine complessiva della personalità sarà necessariamente giudicata in modo distorto se si cerca di classificarla in una tipologia. Ma ci sono anche obiezioni all'approccio di Schröder, sia dal punto di vista teorico che pratico. Come mai le caratteristiche delle personalità dei bambini descritte dalla scuola di Schröder spesso non sembrano essere descritte ed esplorate in grande dettaglio? Anche se questa prospettiva - insieme a Hecht - si dice multidimensionale rispetto ad altri sistemi unidimensionali di giudizio delle persone, spesso si ha la sensazione, soprattutto quando si tenta di applicare questo sistema a individui, che le "dimensioni" o gli aspetti di Schröder non siano sufficienti, che ci siano altri aspetti che non vengono presi in considerazione in questo sistema. Questa obiezione vale per ogni caratterologia sistematica in generale. Se si aderisce a uno schema fisso fin dall'inizio, si rischia di dimenticare di vedere e giudicare correttamente quegli elementi che possono essere essenziali, che conferiscono all'immagine le sue caratteristiche particolari e individuali ma non appaiono nel sistema fisso. Una seconda obiezione, ancora più essenziale: è troppo facile per la persona che applica questo sistema di esame della personalità cadere nella convinzione che la personalità umana possa essere spiegata come una somma di parti, come una somma di dati intrinsecamente costanti che, differendo solo quantitativamente in casi diversi, si sommano per formare un tutto attraverso una semplice aggiunta. Tuttavia, come essere vivente, e persino come essere vivente più organizzato, l'essere umano non dovrebbe essere visto come una somma di parti se si vuole fare giustizia alla sua natura. La personalità umana è un organismo, il che significa che ciascuno dei suoi tratti è collegato agli altri e ciascun tratto influenza e viene influenzato da tutti gli altri. Questi non sono pesi su una bilancia che, con le loro diverse quantità, danno come risultato una certa somma finale, una certa "resultante" che può essere paragonata a una personalità, ma un tessuto composto da molti fili viventi, ognuno dei quali tiene e lega gli altri. Pertanto, gli aspetti diversi della mente non sono costanti che possono essere presi in considerazione come sempre uguali, differendo solo in quantità, ma essi stessi presentano molte differenze qualitative e quindi possono essere confrontati solo con cautela. Due esempi chiariranno questo pensiero. Anche se si può ammettere che certe caratteristiche non possano essere considerate separatamente dalle altre, questa possibilità sembra esistere almeno per l'intelligenza. Certamente può essere misurata abbastanza precisamente da sola, determinata quantitativamente, come sembra essere dimostrato dai test di intelligenza più comuni, inclusi i test di Binet e le loro modifiche. Ma ora bisogna dimostrare che non esiste una tale cosa come l'intelligenza di per sé, che differisce solo quantitativamente tra gli individui. Piuttosto, il resto della personalità "gioca un ruolo" nella valutazione accurata dell'intelligenza. Pertanto, un test di intelligenza ben condotto dovrebbe essere in grado di fornire informazioni essenziali sull'intera personalità, cioè non solo sulla misurazione del talento, ma anche su qualcosa che riguarda il loro lavoro e i suoi disturbi, interessi, spontaneità, umore, contatto, immaginazione, originalità - non sarebbe facile elencare tutto qui, poiché ci sarebbero approssimativamente tante possibilità quante personalità possibili. Quale differenza, ad esempio, tra l'intelligenza tipica di un ragazzo e quella tipica di una ragazza, quale differenza qualitativa tra i risultati del filosofo e del falegname colto, dell'autistico (di cui parleremo in questo lavoro) e dell'individuo "integrato" primitivo, del chiacchierone e dell'"intellettuale" formulato con precisione, che può essere gravato da inconvenienti e dubbi! (Presto intendiamo riferire su un metodo di esame che, attraverso la sua libera guida, adattata in modo flessibile alle particolarità della persona esaminata, consente di formulare affermazioni essenziali sulla loro personalità). Un secondo esempio: una grande importanza nel lavoro di Schröder è data alla valutazione dello spirito, questo aspetto psicologico "che ha rapporti con gli altri, la capacità di interessarsi agli altri, di provare empatia, di stare con loro". È proprio dal fatto che la valutazione dello spirito è di tale importanza decisiva nel lavoro di Schröder che crediamo di poter riconoscere la grandezza del lavoro di Schröder, il lavoro di un uomo che è stato un grande educatore e un grande amante (la parola e il concetto di "agape" riappaiono sempre nella discussione dello spirito!).

Ma quando si considera lo spirito, dobbiamo fare le stesse riserve che abbiamo appena espresso per l'intelligenza; lo spirito, anch'esso, non è una costante che esiste semplicemente in diverse quantità in individui diversi, ma è esso stesso una funzione immensamente complessa, che mostra grandi differenze qualitative in diverse personalità. È anche l'intera personalità di una persona che si esprime attraverso il loro spirito, e può essere compresa correttamente solo dalla prospettiva della personalità nel suo complesso. Quanto è diverso, ad esempio, lo spirito nel caso di un uomo instabile che stabilisce relazioni emotive molto facili con persone, animali e cose, che dona i propri averi per rendere gli altri felici, le cui lacrime di rimorso sono indubbiamente genuine, come tutti i loro sentimenti in generale - eppure nulla di tutto ciò può essere costruito, ma piuttosto sono trascinati via da impulsi istintuali e seduzione - e nel caso di un bambino, con uno spirito molto diverso e ricco, personalmente difficile da conquistare, che raramente esprime affetto ma che, in nome dell'attaccamento al genitore, educatore o amico, sopporta, migliora, impara - e quanto diverso è lo "spirito" degli autistici con le loro contraddizioni apparentemente insondabili tra attaccamento commovente, ad esempio, ad animali o cose, e mancanza evidente di amore e crudeltà verso le persone, specialmente quelle più vicine a loro - contraddizioni che non possono essere semplicemente classificate come "povertà spirituale" o "ricchezza spirituale" o misurate quantitativamente. Allo stesso modo, si potrebbe dimostrare con gli altri aspetti psicologici del sistema caratterologico di Schröder - così come con altri sistemi caratterologici, ad esempio quello di Klages, che in molti aspetti ha un effetto ancora più deduttivo - che questi aspetti presentano significative differenze qualitative secondo gli individui e ricevono una particolare illuminazione dall'intera personalità. Dobbiamo concludere che nel cercare di ottenere un'immagine di un essere umano aggiungendo parti costanti date in diverse proporzioni per formare un tutto, otteniamo un'immagine che, in molti casi, come ammette Schneider nella sua tipologia, offre solo valori approssimativi, "indicazioni approssimative" - se non è possibile trasformare questa immagine in un insieme interdipendente, ossia in un organismo, attraverso un atto creativo di sintesi. Tuttavia, crediamo che in molti casi ciò possa funzionare meglio se, invece di cercare di passare da parti ordinate secondo un sistema al tutto, prendiamo il percorso inverso, dalla personalità percepita come un tutto ai tratti individuali. Rispetto all'obiezione appena menzionata contro un metodo di lavoro caratterologico sistematico, ce n'è un'altra: se si è obbligati a chiedere sempre gli stessi tratti, le "parti della personalità" (e solo queste) secondo il loro schema, si ottiene spesso un'abbondanza di informazioni piuttosto insolita, specialmente se certe parti e direzioni sono date in una misura media, in modo che una persona non perda nessuno dei loro tratti distintivi a questo riguardo. Per alcune persone, non è importante interrogare la loro immaginazione, il loro desiderio di riconoscimento, il loro dinamismo - se si apprende che presentano un grado medio di tale o tale tratto, l'immagine diventa appesantita invece di essere chiarita da queste informazioni. Se, tuttavia, si cerca il tipico in una persona, ignorando tutto ciò che è insolito, per riconoscere ciò che ne determina l'essenza, emerge un'immagine concisa della loro personalità - proprio come un artista mette in evidenza solo i tratti essenziali del suo lavoro e rimuove il mediocre, conferendo così all'opera il carattere del convincente, del vero. L'esperienza ci ha dimostrato che il tentativo di comprendere le personalità secondo punti di vista predefiniti offre una visione ristretta, comporta il pericolo di trascurare precisamente ciò che è unico - e quindi essenziale - in quella persona. Il nostro approccio parte dall'intuizione, dal tentativo di cogliere il principio della costruzione della personalità; cerchiamo di mostrare i tratti da cui la personalità da giudicare è organizzata. Dobbiamo la fondamentazione scientifica di questo percorso a Ludwig Klages: sono i fenomeni espressivi di una persona che ci rivelano la loro essenza. L'impressione che queste apparizioni producono in noi ci consente di distorcere un'immagine della personalità di fronte a noi. Questo percorso dai fenomeni espressivi all'essenza rinuncia consapevolmente a un sistema dato fin dall'inizio. Parte consapevolmente dall'individuo, cerca di comprendere la loro personalità nella sua unicità, cerca di trovare la corrispondenza regolare tra l'esterno e l'interno, la costituzione fisica e la natura mentale, l'attività motoria, le espressioni del viso, i gesti, i fenomeni vegetativi (in cui la mente "gioca"), la modulazione del linguaggio e il modo di parlare - e le condizioni caratteriali. Proprio come cerchiamo di interpretare e formarci un'idea di ciò che è "espresso" nella persona che abbiamo di fronte, ci asteniamo consapevolmente dal metterli in una situazione di test indotta artificialmente, vincolandoli a macchine di test stereotipate che non hanno nulla a che fare con ciò che incontrano nella vita quotidiana. Proprio come già utilizziamo il test di Binet con grande riserva, consideriamo tutti i "test di carattere" come vere aberrazioni perché i loro risultati non rendono mai giustizia alla vera natura di un bambino. Crediamo che per coloro che sanno osservare, la natura di un essere umano possa essere rivelata in modo puro e chiaro solo vivendo con quella persona, quando si possono osservare le innumerevoli reazioni che avvengono in quella persona nella vita di tutti i giorni, nel lavoro, nell'apprendimento e nel gioco, nello stress e nell'attività spontanea, in situazioni libere e rilassate. Qualsiasi situazione indotta artificialmente, anche qualsiasi situazione di test, comporta il pericolo che il bambino si comporti in modo diverso da come è realmente, ad esempio inibito, spaventato o compensando esagerando la sua insicurezza e sensibilità al contatto, o riprendendo la compostezza per risultati speciali di cui sono incapaci nella situazione ordinaria della scuola e della vita comunitaria. Inoltre, i tratti caratteriali essenziali, specialmente quelli affettivi, si rivelano solo a chi guida il bambino, che impone loro richieste di disciplina e prestazioni, a chi fa parte di quella unità vitale che esiste tra la guida e il bambino, quell'unità di reazione reciproca in innumerevoli relazioni consapevoli e ancor più inconscie, quindi l'essenza più profonda del bambino da osservare si rivelerà solo a chi si trova in una situazione educativa con lui - devono, naturalmente, possedere anche l'istinto appropriato per guidare e osservare. Ma se queste condizioni sono soddisfatte, tale osservazione è di gran lunga superiore a qualsiasi altra situazione di test. In questo modo, si può cogliere la personalità del bambino nella sua essenza, nella sua struttura organica e trarre da questa conoscenza tutte le conclusioni pedagogiche e benevoli e rispondere con la massima certezza possibile a domande concernenti il futuro del bambino, come l'orientamento professionale o la prognosi di sviluppo. A questo punto, va evidenziata un'importante obiezione: se, come descritto sopra, consideriamo l'individuo umano da un punto di vista sistematico, abbandonando ogni preconcetto e se cerchiamo di interpretare la sua natura in base alle sue manifestazioni, in base al suo comportamento in situazioni reali - non ci troviamo, in questo tipo di valutazione, di fronte a una moltitudine di personalità individuali che non hanno nulla a che fare l'una con l'altra, che non sono confrontabili, non possono essere ordinate o classificate? Ciò non è il caso. Se cerchiamo di considerare la personalità del bambino come un'unità perfettamente organizzata, in cui il fisico e il carattere, tutte le espressioni motorie e vegetative - e i processi mentali e i tratti corrispondono l'uno all'altro, e dove uno può essere interpretato dall'altro, allora non vediamo i singoli bambini come esseri isolati che non possono essere confrontati con gli altri. Sebbene ogni essere umano sia unico e irripetibile nel nucleo della sua personalità, i personaggi individuali, visti attraverso i nostri occhi, cadono sempre in gruppi, in tipi, che mostrano non solo relazioni nell'idea che li organizza, relazioni tra idee, ma anche in molti dettagli della loro apparenza e del loro comportamento, in tutti i tratti che ci informano sulla natura di una persona, spesso corrispondono con una fedeltà sorprendente. Lo scopo di questo approccio è anche una tipologia, che, tuttavia, ancora più esplicitamente rispetto a Schneider (et al.), abbandona un sistema costruito secondo punti di vista logici, poiché tale sistema sembra non accordarsi con la realtà della vita. Lo scopo di questo lavoro è utilizzare un esempio per dimostrare l'accuratezza e l'utilità delle idee sviluppate sopra. Di seguito, descriveremo un tipo di bambino che sembra degno di interesse sotto molti aspetti: un disturbo di base uniforme, che si esprime in modo completamente tipico nel fisico, nei fenomeni espressivi, in tutto il comportamento, causa difficoltà di classificazione molto caratteristiche; anche se, in molti casi, l'insuccesso nella comunità è al centro dell'attenzione, viene compensato in altri casi da una particolare originalità di pensiero ed esperienza, che spesso porta a risultati speciali nella vita successiva. L'affermazione che le persone speciali che escono dal campo medio hanno anche bisogno di un trattamento educativo speciale adattato alle loro particolari difficoltà può essere ben dimostrata nel caso di questi autistici. Infine, qui si può dimostrare che anche gli individui anomali sono capaci di trovare il loro posto all'interno del quadro della comunità sociale nel senso più ampio, specialmente se trovano una guida comprensiva e amorevole. Ci sono quindi ragioni sufficienti per giustificare una descrizione più dettagliata di questo singolo gruppo di bambini anomali, soprattutto perché le domande sollevate qui portano a problemi centrali della psicologia e della pedagogia.

2/ NOME E CONCETTO

Nel tentativo di individuare e concettualizzare il disturbo sottostante intorno al quale sembra organizzarsi la personalità di questo gruppo di bambini anomali, abbiamo scelto il termine "psicopatie autistiche". Il nome deriva dal concetto di autismo, il disturbo fondamentale che si manifesta in modo estremo nelle persone affette da schizofrenia. Il termine - a nostro parere, una delle più grandi creazioni linguistiche e concettuali nel campo della nomenclatura medica - origina, come tutti sanno, da Bleuler. Mentre un essere umano normale vive in un'interazione ininterrotta con l'ambiente, reagendo costantemente ad esso, nell'individuo "autistico" queste relazioni sono gravemente disturbate e limitate. La persona autistica è solo "se stessa" (da qui la parola "auto"), non una parte vivente di un organismo più ampio costantemente influenzato e agente su di esso. Di seguito, utilizziamo le formulazioni di Bleuler riguardo all'autismo schizofrenico: "Lo schizofrenico perde il contatto con la realtà" in varie misure, "non si interessa più del mondo esterno". C'è una "mancanza di iniziativa, assenza di un obiettivo specifico, disattenzione per molti fattori della realtà, confusione, idee improvvise e particolarità". "Molte azioni individuali, così come l'atteggiamento generale nei confronti della vita, sono insufficientemente motivate dall'esterno"; "l'intensità e l'estensione dell'attenzione sono disturbate". "La volontà spesso manca di durata, ma in determinate circostanze possono aggrapparsi a determinati obiettivi con grande energia"; "spesso si trovano capricci ostinati"; "i pazienti vogliono qualcosa e contemporaneamente il suo opposto", si trovano "azioni compulsive, azioni automatiche, automatismi di comando e altri". "Vivono in un mondo immaginario fatto di ogni tipo di desideri e idee persecutorie". Questo tipo di pensiero, che non è determinato dalla realtà ma dai desideri, affetti e quello che Bleuler chiama pensiero "autistico" o "derealistico", può essere riscontrato anche al di fuori degli schizofrenici, dove produce i suoi risultati più strani, in gran parte persino nei non psicotici e in gran parte nel pensiero quotidiano, nella superstizione e nella pseudoscienza. (Questo ultimo aspetto dell'autismo non gioca un ruolo principale nei nostri bambini; ci sono solo indicazioni di questo disturbo del pensiero qua e là). D'altra parte, troviamo gli altri tratti dell'autismo che abbiamo appena menzionato anche in questo tipo di personalità psicopatiche che proponiamo di descrivere. Proprio come possiamo considerare la personalità dello schizofrenico come interamente organizzata dalla progressiva perdita di contatto, proprio come l'autismo schizofrenico dà al pensiero e a tutta l'affettività, il sentimento, la volontà e l'azione del paziente il suo colore particolare, in modo che i sintomi essenziali della schizofrenia possano essere facilmente ridotti al denominatore comune della chiusura delle relazioni tra sé e il mondo esterno - anche la restrizione delle relazioni in tutti gli ambiti è caratteristica dei nostri bambini. Ma qui non si tratta di bambini disturbati nella loro personalità, cioè non di bambini psicotici, ma solo di bambini che presentano psicopatie, più o meno anormali. Ma anche qui, il disturbo fondamentale illumina tutte le espressioni della personalità, spiegando le difficoltà, i fallimenti e anche i successi particolari. Se si è imparato a prestare attenzione alle

28

espressioni caratteristiche della persona autistica, questo disturbo psicopatico, specialmente in forma più lieve, non è affatto raro, anche nei bambini. Descriveremo di seguito alcuni tratti caratteristici della personalità. Inizieremo con un ragazzo che presenta un grado elevato di anormalità e gravi disturbi nelle relazioni sociali.

3/ FRITZ V.

Il ragazzo, nato nel giugno del 1933, è arrivato nell'autunno del 1939 per un'osservazione presso il servizio di terapia educativa dell'ospedale universitario per bambini di Vienna. Era stato iscritto a scuola; tuttavia, fin dal primo giorno di scuola, è diventato evidente che era "completamente inadatto per la scuola".

3.1/ Storia

Fritz è il primogenito dei suoi genitori (ha un fratello minore di due anni, anch'egli un po' monello e difficile, ma lontano dall'essere tanto anormale quanto lui). La nascita è avvenuta in modo del tutto normale. Sviluppo: sebbene le funzioni motorie si siano sviluppate relativamente tardi (ha iniziato a camminare solo a 14 mesi, era particolarmente goffo e dipendente per molto tempo, ha imparato le attività pratiche della vita quotidiana molto tardi e con difficoltà - torneremo su questo più avanti), ha imparato a parlare molto presto: a 10 mesi (cioè ben prima di poter camminare) ha emesso le sue prime parole, ha imparato rapidamente a esprimersi in frasi complete e parlava "come una persona anziana". Non ci sono informazioni su malattie specifiche e soprattutto non ci sono indicazioni che suggeriscano un disturbo cerebrale. Fin da giovane età ha avuto notevoli difficoltà a scuola; non obbediva a nessun ordine, faceva semplicemente ciò che voleva o il contrario di ciò che gli veniva detto di fare. Era sempre molto irrequieto e instabile in qualsiasi ambiente, toccava tutto, mostrava interesse per tutto e non teneva conto di nessuna proibizione restrittiva. Ha un istinto distruttivo pronunciato, rompe o distrugge rapidamente tutto ciò che gli capita tra le mani. Non è mai riuscito a integrarsi in alcuna comunità di bambini. Gioca sempre da solo, non si accorda con gli altri bambini e non si preoccupa di loro; "lo irritano solo". Diventa immediatamente aggressivo, colpendo con tutto ciò che riesce a afferrare (una volta ha usato un martello), senza considerare se mette seriamente in pericolo gli altri. Proprio per questo motivo, è stato espulso di nuovo dopo pochi giorni quando hanno cercato di integrarlo all'asilo. Allo stesso modo, un tentativo di iscriverlo alla scuola elementare è fallito già nel primo giorno a causa del suo comportamento completamente sfrenato. Attacca gli altri bambini, gira per l'aula senza preoccupazioni e cerca di distruggere i ganci per i cappotti. Gli mancano relazioni emotive genuine con gli altri. A volte ha scoppi di tenerezza, gettandosi tra le braccia di diverse persone senza un motivo apparente. Tuttavia, non sembra affatto piacevole, non è affatto l'espressione di un vero sentimento o affetto, ma piuttosto brusco, "come una crisi". Dà l'impressione di non poter amare davvero nessuno e di non poter fare nulla per piacere a qualcuno. È completamente indifferente quando qualcuno è arrabbiato o triste per lui. In realtà, sembra che provi piacere quando l'educatore è arrabbiato con lui, come se gli desse una sensazione piacevole che cerca di suscitare attraverso negatività e malvagità (discuteremo la sua particolare malvagità più avanti). Gli manca un vero rispetto. O non gli importa affatto dell'autorità degli adulti o è completamente distante, rivolgendosi a estranei senza preoccupazioni. Sebbene abbia padroneggiato il linguaggio eccezionalmente presto, non è riuscito a imparare il "vous" formale (forma di cortesia) e usa il "tu" familiare con tutti. Appare molto peculiare a causa di certi movimenti stereotipati e altre abitudini (questo punto sarà affrontato anche nel rapporto sul suo comportamento).

3.1.1/ Background familiare

La madre proviene dalla famiglia di uno dei più grandi poeti austriaci. Dal lato materno, ci sono quasi esclusivamente intellettuali, tutti i quali, secondo la madre, sono o erano "un po' brillantemente pazzi"; diversi di loro "scrivevano poesie incantevoli". Una delle sorelle del nonno materno, una "brillante insegnante", era particolarmente eccentrica e abbastanza solitaria. Il nonno materno, così come diversi dei suoi parenti, non ha frequentato la scuola pubblica e ha dovuto frequentare una scuola privata. Il bambino assomiglia molto a questo nonno; ha anche avuto difficoltà simili nella sua giovinezza e sembra un po' come una caricatura di uno studioso disconnesso dal mondo reale. La madre stessa è molto simile al ragazzo (cosa particolarmente evidente in una donna, poiché dalla sua gender si richiede la più grande certezza di istinto, la migliore adattabilità alle situazioni e più sentimento che intelletto). Già nella sua attività motoria, ancora di più nel suo modo di parlare e nel suo comportamento complessivo, sembra strana, poco adattata e solitaria (ad esempio, la situazione in cui la madre e il figlio camminano insieme verso la clinica per andare alla classe è molto significativa: la madre rimane lì, apparentemente senza vedere nulla del mondo, le braccia conserte, mentre il ragazzo si comporta male, correndo di tanto in tanto - sembra che i due non abbiano nulla a che fare l'uno con l'altro). L'impressione è che la madre non sia affatto all'altezza del compito, non solo per quanto riguarda il suo bambino, ma anche nella vita pratica in generale e persino nel curare la casa. Anche se vive in un ambiente borghese, sembra sempre un po' trascurata, persino poco curata e vestita in modo molto poco lusinghiero. Inoltre, evidentemente non è in grado di garantire le cure fisiche del figlio (è vero che le cure fisiche del ragazzo sono molto difficili da attuare; torneremo su questo più avanti). La madre conosce suo figlio in tutte le sue caratteristiche e difficoltà e, cercando tratti simili in se stessa, nei suoi antenati e nei suoi genitori, può spiegarne molto bene tutto. Sottolinea più volte che non ha idea di come trattarlo, e ciò diventa ancora più evidente quando si vedono i due insieme; diventa abbastanza chiaro che ciò è dovuto sia alle difficoltà endogene del ragazzo sia al fatto che anche la madre sia considerevolmente limitata nei suoi rapporti con il mondo, specialmente nelle sue funzioni istintive. Il seguente tratto sembra caratteristico della sua natura: quando le cose a casa diventano troppo pesanti per lei, lascia tutto alle spalle senza preoccuparsi degli uomini della famiglia che vengono lasciati indietro e va in montagna, che ama così tanto, per una settimana o più. Il padre del ragazzo proviene da un clan contadino che si dice non abbia caratteristiche notevoli. Si è fatto strada da solo ed è diventato un funzionario di alto rango. Pertanto, si è sposato tardi; alla nascita del suo primo figlio aveva 55 anni. Il padre è un uomo calmo e riservato che non ama rivelare nulla sulla sua natura, non ama parlare di se stesso e delle sue faccende, molto corretto, pedante e mantiene una distanza personale significativa.

3.2/ Aspetto ed espressioni

Il ragazzo ha un fisico delicato, alto (11 cm sopra l'altezza media per la sua età), magro, con uno scheletro delicato e una muscolatura sottosviluppata. Il colore della pelle è grigio-giallastro, privo di freschezza, con turgescenze presenti e le vene nel tessuto sottocutaneo spiccano fortemente sulle tempie e le parti superiori del torace. La postura è molto rilassata, le spalle cadenti e le scapole sporgenti. Oltre a ciò, non ci sono caratteristiche fisiche particolari. Il viso ha tratti fini e principeschi che sono già altamente differenziati per la sua età, privi di caratteristiche infantili. Il suo sguardo è sorprendente: nella maggior parte dei casi, se non c'è un lampo di monelleria in lui, si svuota e non stabilisce contatto visivo con la persona di fronte per stabilire l'unità del contatto conversazionale. Sembra che guardi le persone e le cose solo con brevi sguardi "periferici". È "come se non ci fosse". La stessa impressione è data dalla sua voce: è sottile e acuta, sembra provenire da lontano. Manca la melodia normale delle parole, il flusso naturale del discorso. Per la maggior parte del tempo parla molto lentamente, trascinando certe parole, con una modulazione aumentata. Il suo modo di parlare assomiglia a un canto tirolese. Anche il contenuto del suo discorso è molto diverso da quello che ci si aspetterebbe da un bambino normale: ciò che dice raramente corrisponde alla domanda posta. Spesso le domande devono essere ripetute più volte fino a quando le capisce. Se fornisce una risposta, di solito è nella forma più concisa. Tuttavia, molto spesso non c'è possibilità di fargli rispondere affatto, o risponde con rifiuto, picchiettamento ritmico o altri stereotipi, come descriveremo successivamente. Può ripetere la domanda o una parola specifica della domanda che apparentemente l'ha colpito, o può cantare: "Non mi piace dire questo, non mi piace dire questo...".

3.3/ Comportamento nella clinica

Proprio come la sua postura, lo sguardo, la voce e il modo di parlare, il comportamento del ragazzo nel gruppo di bambini ha mostrato immediatamente che le sue interazioni con l'ambiente erano significativamente limitate. Fin dai primi momenti e per tutto il suo soggiorno, è rimasto fuori dalla comunità, vagando come uno straniero, sembrando ignorare ciò che lo circonda. È impossibile farlo giocare in gruppo. Tuttavia, è anche incapace di giocare in modo significativo da solo; non sa cosa fare con le cose. Ad esempio, se gli dai dei blocchi da costruzione, li mette in bocca e li mastica, oppure li getta tutti sotto i letti (apparentemente, il rumore risultante gli dà una sensazione piacevole). Quindi, mentre le reazioni corrette alle persone, alle cose e alle situazioni erano in gran parte assenti, si abbandonava completamente ai suoi impulsi spontanei, che non avevano alcuna connessione con la situazione ambientale. I suoi movimenti stereotipati erano particolarmente evidenti: improvvisamente iniziava a colpire ritmicamente le cosce o a battere rumorosamente sul tavolo, sul muro o su un'altra persona, o saltava per la stanza, ignorando lo stupore degli altri. Questi impulsi sono generalmente spontanei, ma a volte sono scatenati da determinate situazioni. Da un lato, quando gli vengono imposte richieste che lui percepisce di solito come un'intrusione indesiderata nel suo mondo - se è possibile per un breve momento fargli rispondere, reagire, diventa rapidamente evidente che in lui si accumula riluttanza, che si manifesta attraverso movimenti o grida. D'altra parte, è il movimento o l'agitazione intorno a lui che lo spinge a impegnarsi in questi comportamenti stereotipati. Se c'è un'atmosfera rumorosa, gioiosa e agitata alla stazione ferroviaria, ad esempio, o durante un gioco, puoi essere sicuro che lui romperà rapidamente le righe e inizierà a saltare o colpire. Ha anche varie abitudini peculiari e sgradevoli: "mangia" le cose più impossibili, come matite con legno e piombo, o grandi quantità di carta (quindi non sorprende che spesso abbia mal di stomaco). Ha l'abitudine di leccare il tavolo e spalmarlo con la sua saliva. Gli atti maliziosi caratteristici di questi bambini non sono nemmeno assenti. Il ragazzo, che era seduto lì, molle e distratto, improvvisamente si alza con uno sguardo lucido e fa rapidamente qualcosa: prende oggetti dal tavolo e colpisce rapidamente un altro bambino - sceglie sempre il più piccolo, quelli indifesi che diventano molto spaventati da lui - lui ride o lascia scorrere l'acqua; oppure scappa improvvisamente dalla madre o dal compagno, rendendo difficile catturarlo, oppure cade deliberatamente in pozzanghere, bagnandosi completamente. Questi atti impulsivi si verificano senza preavviso, rendendoli estremamente difficili da controllare da un punto di vista educativo. Inoltre, è caratteristico di questi atti che di solito accadono nelle situazioni più sgradevoli, imbarazzanti o pericolose, e il ragazzo deve esserne consapevole, nonostante presta così poca attenzione al suo ambiente. È attraverso questa precisione che la malizia di questi bambini sembra così "raffinata". Come ci si aspetta, queste interruzioni si verificano quando l'ambiente gli chiede qualcosa, quando si cercano di coinvolgerlo o istruirlo, sia nel gruppo di bambini che nelle interazioni individuali. È solo con competenze pedagogiche speciali (che verranno affrontate in seguito) che è possibile integrarlo nel gruppo di ginnastica o di lavoro per un breve periodo. Oltre alla sua resistenza agli ordini e all'autorità, la ginnastica e il lavoro non sono adatti a lui perché è molto goffo nelle sue abilità motorie. Non è mai fisicamente rilassato, non si dondola ritmicamente e non ha controllo sul suo corpo. Ecco perché scappa sempre dal gruppo di ginnastica o dal suo tavolo di lavoro, saltando, colpendo o arrampicandosi sui letti, o intonando un canto stereotipato. Sorgono le stesse difficoltà quando si cerca di lavorare con lui individualmente. Ad esempio, prendiamo il suo comportamento durante il test di intelligenza. Poiché un esame regolare non era possibile in questo caso, una descrizione del nostro metodo di test sarà aggiunta al caso successivo. Si è rivelato impossibile formulare una valutazione accurata delle sue capacità intellettuali basandosi esclusivamente sul test. I risultati erano troppo contraddittori e sembrava che i fallimenti in determinati compiti fossero puramente accidentali, spiegati unicamente dal suo disturbo del contatto. Somministrare il test è stato estremamente difficile. Volte dopo volte, si alzava in piedi, colpiva l'esaminatore, cadeva dalla sedia a terra e insisteva con insistenza per essere fatto sedere di nuovo, ridacchiando e rispondendo: "Nulla del tutto, nessuno del tutto", o ripetendo stereotipicamente la domanda o una parola priva di significato o un neologismo. Spesso la domanda e la richiesta dovevano essere ripetute più volte per coglierlo in un momento in cui era pronto a rispondere. In tali occasioni, a volte riusciva a ottenere prestazioni significativamente avanzate per la sua età.

Ecco alcuni esempi:

- Compito di costruzione (chiesto di imitare una figura fatta di bastoncini, composta da due quadrati e quattro triangoli, che è stata mostrata per qualche secondo e poi rimossa): Sebbene sembrasse solo dare un'occhiata alla figura, è riuscito a riprodurla correttamente in pochi secondi, sebbene non assemblandola. Invece, ha semplicemente gettato i bastoncini per terra, rendendo evidente che cercava di ottenere la figura corretta, ma non poteva essere persuaso a disporre correttamente i bastoncini.

- Test di battitura (imitazione di ritmi predefiniti): Nonostante tutti gli sforzi, non è stato possibile convincerlo a partecipare.

- Span di cifre: Riusciva facilmente a ripetere sequenze di sei cifre, e sembrava che potesse continuare indefinitamente, ma improvvisamente ha perso interesse (nel metodo di test di Binet, la ripetizione di sei cifre è richiesta solo per i bambini di 10 anni, mentre il ragazzo ne ha solo sei!).

- Memoria di frasi: Nemmeno questo test è stato valutabile, poiché pronunciava deliberatamente molte frasi in modo errato. Tuttavia, era chiaro che poteva raggiungere almeno una prestazione corrispondente alla sua età.

- Test delle differenze: Alcune domande non avevano risposta, e altre non avevano una risposta corretta. Ad esempio, (albero e arbusto) "c'è una differenza"; (mosca e farfalla) "perché hanno nomi diversi", "perché la farfalla ha nevicato, le è nevicato addosso"; (riguardo al colore) "perché è rosso e blu, e la mosca è marrone e nera"; (legno e vetro) "perché il vetro è molto più simile al vetro e il legno è molto più simile al legno"; (mucca e vitello) "un agnello, uno caldo" - (quale è più grande?) "la mucca" - "vorrei avere l'inclosure adesso - -".

Questi esempi del test di intelligenza sono sufficienti. Non hanno fornito un quadro chiaro delle abilità intellettuali del ragazzo. Questo non era prevedibile con un essere umano che difficilmente riesce a rispondere correttamente, ma invece segue impulsi spontanei, mancando di una vivace interazione con l'ambiente. Per valutare le sue capacità, è necessario considerare anche le sue produzioni spontanee. I suoi genitori avevano già affermato che spesso li sorprendeva quando meno se lo aspettavano con i suoi commenti, che rivelavano una comprensione eccellente della situazione e un buon giudizio delle persone - un fatto sorprendente dato che apparentemente presta poca attenzione al suo ambiente. Soprattutto, aveva mostrato un particolare interesse per i numeri e l'aritmetica fin da una tenera età. Senza che nessuno cercasse mai di insegnargli qualcosa - aveva solo occasionalmente fatto domande in questo ambito - non solo ha imparato a contare oltre il cento, ma poteva anche fare calcoli in questo intervallo "giocando". Queste abilità, che il ragazzo possedeva, non potevano essere evidenziate arbitrariamente attraverso domande, ma emergevano "per caso", specialmente durante le lezioni individuali che sono iniziate dopo il suo soggiorno nel dipartimento di educazione correttiva. Ha iniziato a lavorare con le decine e anche con le decine multiple. Oggi molti bambini intelligenti di sei anni possono utilizzare le decine prima di iniziare la scuola. Tuttavia, ciò che è insolito è ciò che è apparso durante il primo anno di lezioni. Ha imparato, per così dire, da solo, a comprendere appieno le frazioni e a eseguire calcoli con esse. Ad esempio, come ha raccontato sua madre, all'inizio di una lezione ha posto il problema di determinare quale fosse più grande, 1/16 o 1/18, e lo ha risolto con certezza. Una volta, solo per divertimento e per testare i limiti delle sue capacità, qualcuno gli ha chiesto quanto fosse 2/3 di 120, e ha immediatamente dato la risposta corretta, 80. Allo stesso modo, una volta ha sorpreso tutti comprendendo il concetto di numeri negativi, apparentemente da solo, e ha affermato che 3 meno 5 era "2 sotto zero". Verso la fine del primo anno scolastico, si è anche familiarizzato con la risoluzione dei problemi, come ad esempio la domanda: "Due lavoratori impiegano un certo tempo per completare un compito, quanto tempo impiegherebbero sei lavoratori?". Possiamo vedere qui, come incontreremo con quasi tutti i bambini autistici, un interesse particolare che permette al ragazzo di realizzare cose veramente notevoli nel suo "dominio speciale". Ciò getta anche luce sulla questione dell'intelligenza in questi individui, anche se rimane difficile rispondere, poiché i risultati sono così contraddittori che diversi valutatori possono arrivare a giudizi completamente opposti. Questi individui possono essere considerati giustamente sia prodigiosi che non intelligenti! Una nota finale sulle relazioni personali del ragazzo. A prima vista, potrebbe sembrare che queste relazioni non esistano affatto, o che esistano solo in senso negativo, caratterizzate da malevolenza e aggressività. Tuttavia, ciò non è del tutto vero. Occasionalmente, per caso, è emerso che aveva una chiara percezione di chi gli voleva bene, e a volte ricambiava quel bene. Ad esempio, gli piaceva molto il suo insegnante che gli insegnava qui, e in rare e brevi occasioni, riceveva un tocco di tenerezza, come quando abbracciava una sorella del servizio.

3.4/ Conseguenze Pedagogiche

È evidente da quanto detto finora che le sfide pedagogiche sono particolarmente significative in questo caso. Cerchiamo di chiarire le condizioni essenziali che portano un bambino "normale" ad obbedire, integrarsi e imparare, non solo materie accademiche, ma, cosa ancora più importante, il comportamento appropriato. Non si tratta affatto di una comprensione intellettuale dell'obbligo. Fin dalla prima infanzia, prima ancora che un bambino comprenda le parole dell'educatore, impara ad obbedire: non alle parole astratte, ma allo sguardo della madre, al tono della sua voce, alla sua attitudine e ai suoi gesti. In breve, al ricchissimo intreccio delle sue espressioni, indescrivibilmente varie. Il bambino piccolo non comprende consapevolmente tutto ciò, ma ne è impressionato. È in costante interazione con l'educatore, sviluppando continuamente le proprie reazioni, modificandole sempre in base alle esperienze positive o negative che ha avuto interagendo con il mondo reale. È facile capire che relazioni indisturbate con l'ambiente sono il presupposto essenziale. Tuttavia, nel nostro caso, questo meraviglioso meccanismo di regolazione è gravemente compromesso. Un segno di ciò è che le espressioni del bambino non si sviluppano normalmente. Abbiamo già descritto quanto sia diverso il suo sguardo, che rappresenta come una grande parte del mondo entri nell'essere umano e una parte significativa della sua essenza si esprima all'esterno. Anche la sua voce, il modo di parlare e le abilità motorie sono diversi. Pertanto, non sorprende che la sua comprensione delle espressioni esterne e la risposta corretta ad esse siano disturbate.

Avviciniamoci allo stesso argomento da una prospettiva leggermente diversa: ciò che spinge un bambino ad obbedire non è principalmente il contenuto delle parole, che comprendono e elaborano a livello intellettuale, ma piuttosto l'affetto dell'educatore che si esprime attraverso le parole. Quando si danno ordini, non è tanto ciò che l'educatore dice che conta, ad esempio come giustificare l'ordine, come far capire al bambino la necessità e le conseguenze dell'obbedienza (e della disobbedienza) (solo gli educatori privi di istinto pensano e agiscono in questo modo), quanto piuttosto il modo in cui viene dato l'ordine, la potenza dell'affetto che si cela dietro le parole. L'affetto che si esprime attraverso le parole è compreso anche dai neonati, dai non madrelingua e persino dagli animali, tutti coloro che potrebbero non essere ancora in grado di cogliere il significato delle parole.

Ma nel nostro caso, come in tutti i casi simili, la vita emotiva è gravemente disturbata. Questo è già emerso dalla descrizione finora fornita. Non comprendiamo molto delle sue emozioni; spesso non sappiamo cosa lo faccia ridere gioiosamente o saltare, cosa scateni la sua aggressività verso gli altri o cosa lo renda affettuoso. Molte cose che provengono da lui sembrano improvvise, non radicate nella situazione. Se l'affettività del bambino è così anormale da rendergli difficile empatizzare con lui, non sorprende che anche la sua reazione alle emozioni dell'educatore sia scorretta.

In effetti, è caratteristico di Fritz V., così come di tutti questi bambini, non reagire a divieti o ordini affettivi, a rabbia e fastidio, o persino a lusinghe "affettuose" con obbedienza o adesione, ma piuttosto con negativismo, malizia e aggressività. Mentre le espressioni d'amore, tenerezza e lusinghe da parte di un adulto hanno un significato piacevole per un bambino normale, motivandolo a comportarsi bene per ottenere quel conforto, per questi individui autistici socialmente disturbati, cose del genere, come dimostrato con Fritz V. e gli altri, hanno un effetto spiacevole ed irritante.

E mentre l'ira e la minaccia dell'educatore alla fine piegano la volontà e la resistenza di un bambino normale, ottenendo un'obbedienza adeguata, con i nostri autistici accade il contrario: generalmente, evocare l'affetto dell'educatore è un'esperienza che essi gustano, divertendosi - "Sono così cattivo perché tu sei così piacevolmente infastidito", disse un ragazzo alla sua insegnante!

L'approccio pedagogico corretto in casi come questi è difficile da descrivere. Come ogni autentico approccio pedagogico, non deriva da deduzioni logiche, ma principalmente dall'istinto educativo. Tuttavia, è possibile enunciare diverse cose fondamentali che si sono dimostrate empiricamente efficaci con questi bambini. La prima cosa è che tutte le misure pedagogiche devono essere attuate "con affetto disattivato"; l'educatore non dovrebbe mai arrabbiarsi o frustrarsi, né cercare di essere "gentile" o "infantile". Tuttavia, non è sufficiente apparire calmi in superficie mentre si è in tumulto emotivo all'interno, cosa che sarebbe evidente considerando il negativismo e la malizia raffinata di questi bambini! Invece, l'educatore deve rimanere sinceramente calmo, controllato e composto internamente. Senza imporsi sul bambino, devono dare istruzioni con compostezza e oggettività. Se si ascolta l'insegnamento di un bambino del genere e si vede come tutto avviene con calma e "naturalità", potrebbe dare l'impressione che tutto stia accadendo "a parte", che si stia semplicemente permettendo al bambino di fare ciò che vuole. Nulla potrebbe essere più lontano dalla verità. In realtà, guidare questi autistici richiede una tensione speciale, concentrazione e sicurezza interiore da parte dell'educatore, il che non è affatto facile da mantenere! Inoltre, c'è il rischio che il negativismo verbale di questi bambini possa portare a discussioni quando si cerca di dimostrar loro che si sbagliano o di condurli verso la comprensione corretta. Di solito sono i genitori che cercano di impegnarsi in dibattiti senza fine e infruttuosi. D'altra parte, è spesso possibile interrompere tali argomentazioni negativistiche; ad esempio, quando Fritz è stanco di aritmetica e "canta": "Non mi piace più l'aritmetica, non mi piace più l'aritmetica" — l'insegnante: "No, non hai bisogno di aritmetica" (e continuando con lo stesso tono calmo) — "quanto fa—" Per quanto primitivi possano sembrare questi metodi pedagogici, l'esperienza dimostra che sono generalmente efficaci. In generale, vale la pena sottolineare che questi bambini sono sia negativistici che particolarmente influenzabili e spesso presentano modelli comportamentali automatici. Questo comportamento diventa ancora più evidente negli schizofrenici. In entrambi i casi, la rigidità negativistica e il comportamento automatico di comando coesistono nella stessa persona. Infatti, queste due alterazioni della volontà sono probabilmente profondamente connesse internamente. Anche con i nostri bambini, si può osservare ripetutamente che quando vengono fatte richieste in modo "automatico" e stereotipato, con una calma simile alla loro, spesso si ha la sensazione che debbano obbedire, senza possibilità di sfidare l'ordine. Un altro approccio pedagogico, vale a dire presentare le misure pedagogiche non come richieste personali, ma come leggi oggettive e impersonali, sarà descritto in altri casi in cui può essere meglio dimostrato. È già stato detto che dietro questo approccio freddo e obiettivo nel rapportarsi con Fritz V. e tutti gli altri bambini di questo tipo, deve esserci una vera benevolenza se si vuole ottenere qualcosa dal punto di vista educativo. Difficili come sono, anche nelle condizioni educative più favorevoli, possono essere adeguatamente guidati e insegnati solo da individui che non solo li comprendano, ma abbiano anche una vera simpatia per loro, gentilezza e un senso dell'umorismo. La legge dell'"automatismo timogenico" (Hamburger) si applica anche a loro: il comportamento dell'educatore, derivante dalla sua mente, dalla sua attitudine mentale, influenza automaticamente (da qui il termine "automatismo timogenico"), senza volontà, senza consapevolezza, l'umore e il comportamento del bambino. Naturalmente, la conoscenza delle loro particolarità e l'esperienza pedagogica genuina sono indispensabili per lavorare con tali bambini, questo è chiaro, ma la routine fredda da sola non è sufficiente. Fin dall'inizio era evidente che Fritz V., con le sue considerevoli anomalie, non poteva essere insegnato in una classe regolare. Non solo la confusione intorno a lui lo irriterebbe enormemente e renderebbe impossibile concentrarsi sul lavoro, ma disturberebbe completamente ogni classe scolastica e minerebbe il lavoro degli altri. Considerare solo il suo negativismo e i suoi movimenti impulsi sfrenati è sufficiente! Pertanto, abbiamo organizzato per lui di ricevere lezioni individuali nel nostro dipartimento da un membro del personale (previo consenso del consiglio scolastico cittadino). Va da sé che anche questo non è stato facile, nemmeno nell'aritmetica, considerando il suo particolare talento per la matematica. Certamente, appena si trovava di fronte a un problema che lo interessava (sono stati forniti alcuni esempi), si "sintonizzava" e sorprendeva con la sua rapida e precisa comprensione. Tuttavia, l'aritmetica "ordinaria", la parte meccanizzabile, richiedeva molto sforzo. Vedremo anche in altri casi come anche con i bambini più intelligenti, la meccanizzazione, cioè l'adattamento a processi di pensiero abituali, ponga sempre particolari difficoltà. Come ci si poteva aspettare fin dall'inizio, insegnargli a scrivere era particolarmente impegnativo. Le sue difficoltà di adattamento generale erano aggravate dalla sua goffaggine motoria, che lo ostacolava notevolmente. La matita non obbediva alle sue piccole mani. Spesso sporca l'intera pagina con ampi tratti, buca il quaderno con la punta o strappa pagina o quaderno. Alla fine, l'unico modo per insegnargli a scrivere era che l'insegnante tracciasse le lettere e le parole con una matita rossa, e poi lui le riscriverebbe con la sua matita, così collegato al movimento corretto. Tuttavia, la sua calligrafia rimaneva opaca e poco attraente. Anche l'ortografia era molto difficile da meccanizzare. In particolare, aveva l'abitudine di scrivere l'intera frase in un unico tratto continuo senza separare le parole. Oggi, sa scrivere quasi tutte le parole correttamente se gli si chiede di prestare attenzione, ma quando è da solo, commette gli errori più sciocchi. Imparare a leggere, soprattutto l'unione dei suoni, si è rivelato moderatamente difficile. Le lezioni di scienze naturali sembravano del tutto impossibili da condurre; se si osservava una tale lezione, sembrava che non stesse ascoltando affatto, semplicemente si comportava male. È stato ancora più sorprendente quando varie occasioni, come riferito dalla sua madre, hanno rivelato che aveva utilizzato una parte significativa del materiale didattico e non l'aveva maltrattato affatto. Quello che caratterizza Fritz V., come tutti gli altri bambini di questo tipo, è che sembrano vedere molto con "visione periferica", percependo solo dal "margine dell'attenzione", trasformando ciò che vedono in possesso intellettuale. L'attenzione attiva e passiva è significativamente disturbata e rendere esterna la loro conoscenza è molto difficile. Tuttavia, possiedono, che spesso viene scoperto per caso, un'esperienza interiore eccezionalmente ricca, un buon pensiero logico e abilità di astrazione particolarmente forti. Infatti, spesso dà l'impressione che anche con individui del tutto normali, una maggiore distanza dall'ambiente sia quasi un prerequisito per una buona astrazione. Torneremo su questo più avanti. Nonostante le notevoli difficoltà nell'insegnamento, come si vedrà dopo questa descrizione, siamo riusciti comunque a insegnare al ragazzo a tal punto che è stato in grado di superare un esame presso la scuola pubblica con buoni risultati alla fine di ogni anno scolastico. La natura eccezionale dell'esame è stata abbastanza potente da farlo comportare in modo ragionevole e dimostrare una buona concentrazione nel suo lavoro. Naturalmente, in aritmetica, ha stupito gli insegnanti esaminatori. Attualmente, Fritz V. frequenta la terza elementare come studente esterno, senza aver perso un anno scolastico finora. Se e quando potrà frequentare una scuola pubblica regolare, non lo sappiamo.

3.5 / Considerazioni per la diagnosi differenziale

Dati i comportamenti profondamente anomali nel caso del ragazzo Fritz V., si deve considerare se si tratta di un disturbo di personalità più grave rispetto a una semplice psicopatia. Soprattutto, due malattie dovrebbero essere prese in considerazione: la schizofrenia dell'infanzia e un disturbo cerebrale. È certo che alcuni aspetti della condizione di Fritz V., come la grave restrizione dei contatti sociali, l'automatismo e le stereotipie, assomiglino a caratteristiche schizofreniche. Tuttavia, i seguenti fattori smentiscono questa diagnosi: la condizione del ragazzo non mostra una progressione o somiglianza a un processo; non vi è alcun esordio con i sintomi allarmanti e floridi tipici della schizofrenia dell'infanzia (ansia grave, allucinazioni) — né vi sono evidenze di deliri in questo caso; l'indebolimento progressivo della personalità è assente. Nessuna di queste caratteristiche è presente in Fritz V. Egli presenta una personalità estremamente anomala ma costantemente stabile, le cui caratteristiche possono essere in gran parte ricondotte a quelle del padre, della madre e delle loro famiglie. Questa personalità dimostra uno sviluppo coerente che, nel complesso, porta a una migliore adattamento alle esigenze ambientali. Infine, e soprattutto, l'impressione complessiva complessa, che non può essere completamente ricondotta o specificata, è completamente diversa quando si confronta con un individuo schizofrenico rispetto a un bambino come Fritz V. Da una parte, c'è l'impressione strana di distruzione della personalità, che forse può essere gestita in qualche misura attraverso mezzi pedagogici, ma rimane inimmaginabile, imprevedibile e veramente inaccessibile. D'altra parte, ci sono molti collegamenti autentici, comprensione reciproca e un'influenza pedagogica genuina che, sebbene sfidante, può essere raggiunta attraverso certi metodi. Tuttavia, dobbiamo anche considerare la possibilità di un disturbo di personalità post-encefalitico. Discuteremo più avanti che ci sono certe somiglianze tra autistici e bambini affetti da traumi alla nascita o encefalite. Qui, menzioneremo solo che non ci sono evidenze che supportino questa possibilità: la storia clinica non fornisce tali indicazioni e, soprattutto, non vi sono altri sintomi sempre presenti nei pazienti post-encefalitici (sebbene talvolta siano facilmente trascurati). Nel caso di Fritz V., non vi sono sintomi neurologici o vegetativi, come lo strabismo, la rigidità facciale, anche una lieve paresi spastica, salivazione eccessiva o segni endocrini.

4/ HARRO L.

Il secondo caso descritto riguarda un ragazzo che mostra anche in modo caratteristico le caratteristiche essenziali di questo tipo. In questo caso, le interruzioni nella sua relazione con l'ambiente non sono così gravi come nel primo caso. Al contrario, gli aspetti positivi di questi bambini sono ben presenti, come il loro pensiero indipendente, l'esperienza e l'espressione.

Il ragazzo di 8 anni e mezzo sta anche frequentando la scuola, e il team si trova di fronte a difficoltà disciplinari incontrollabili. È al terzo anno di scuola, ma deve ripetere il secondo anno perché ha completamente fallito nelle materie durante l'ultimo anno scolastico. L'insegnante pensa che "potrebbe farlo se volesse". Spesso fornisce risposte sorprendentemente buone che rivelano una maturità ben al di là della sua età. Tuttavia, spesso rifiuta di cooperare e usa espressioni estremamente volgari che minacciano di compromettere la disciplina di tutta la classe. Ad esempio, direbbe: "È troppo stupido per me". Quasi mai fa i compiti.

Le difficoltà disciplinari sono le più significative. La maggior parte delle volte non obbedisce alle richieste e risponde con tale insolente che l'insegnante rinuncia a chiedergli qualcosa per evitare di esporsi di fronte alla classe. Mentre non fa quello che l'ambiente si aspetta da lui, fa qualsiasi cosa gli passi per la mente senza riguardo per le proibizioni o le conseguenze delle sue azioni. Lascia il suo posto durante le lezioni e si muove a gattoni intorno alla classe. Una delle principali ragioni per la sua espulsione dalla scuola sono le sue risse selvagge. Diventa incredibilmente arrabbiato per questioni futili, attacca gli altri bambini e li colpisce senza controllo. Quello che è particolarmente pericoloso è che non è affatto un combattente abile - tali bambini di solito sanno fin dove possono spingersi, controllano bene i loro movimenti e quindi raramente fanno qualcosa di sbagliato. Con Harro è completamente diverso; è particolarmente goffo (ne parleremo più avanti) e non ha controllo sulle sue abilità motorie. Non può determinare dove colpisce, motivo per cui i suoi avversari spesso si fanno male. È particolarmente sensibile alle prese in giro, eppure sembra divertente in molti modi, quasi invitando alle beffe!

"Mente" spesso, non per giustificare qualcosa che ha fatto; in genere non è importante per lui. Dice coraggiosamente la verità. Tuttavia, racconta lunghe storie fantastiche. Una volta iniziate, diventano sempre più elaborate, con favole sempre più selvagge e incoerenti.

Colpisce la sua precoce indipendenza in alcuni ambiti. Dal secondo anno di scuola, quando aveva 7 anni, si reca a scuola a Vienna da solo. I suoi genitori vivono in un villaggio a circa 25 km da Vienna. Il padre, che vuole qualcosa di speciale per il figlio, non ha molta fiducia nella scuola locale e lo manda a scuola a Vienna.

In un modo un po' strano, la sua sbadataggine si manifesta attraverso giochi sessuali inappropriati con altri ragazzi, fino ad arrivare a veri e propri atti omosessuali e tentativi di coito!

Considerando il background e la storia familiare, è degno di nota che Harro sia l'unico figlio. Il parto è stato difficile (con l'uso delle forcipe), ma non sono state osservate disturbi che potessero indicare un trauma alla nascita. Allo stesso modo, non c'è nulla di particolarmente notevole nello sviluppo mentale e fisico di Harro. Si dice che da piccolo non si facesse particolarmente notare, ma la sua forte volontà e indipendenza si manifestavano sin da una giovane età.

Il padre che porta il bambino è un individuo piuttosto unico, e il ragazzo gli assomiglia molto. Deve essere un po' avventuroso ed erratico. Nato in Transilvania, Sassonia, è fuggito dall'esercito rumeno durante la Grande Guerra e si è fatto strada in Austria attraverso la Russia in una lunga e pericolosa fuga. È un pittore e scultore professionista, ma attualmente pratica l'incollaggio di pennelli "come professione di emergenza" (al momento in cui il ragazzo è venuto da noi, c'era alta disoccupazione qui, il che rende sorprendente il contrasto tra le due professioni). Il padre, proveniente da un'origine contadina, è decisamente di tipo intellettuale: ha acquisito la sua formazione interamente da solo. Le sue storie ci dicono che nel villaggio in cui vive non ha compagni e viene considerato eccentrico. Dice di essere molto nervoso, "ma si controlla in modo tale da apparire completamente flemmatico".

La madre, che non abbiamo mai avuto l'opportunità di vedere (avevamo l'impressione che il padre non lo desiderasse), sarebbe anch'essa "molto nervosa".

Sia nella famiglia del padre che in quella della madre, c'erano molti individui "molto nervosi". Non sono stati forniti ulteriori dettagli.

4.1/ Caratteristiche fisiche ed espressive

Harro è un ragazzo piuttosto piccolo (4 cm al di sotto dell'altezza media per la sua età), sorprendentemente robusto e compatto, con muscoli potenti. Appare un po' limitato nella crescita, dando l'impressione che le sue estremità siano leggermente troppo corte. In certi aspetti, assomiglia a un "adulto in miniatura", soprattutto per la maturità dei suoi tratti del viso. Il suo sguardo è spesso un po' perso e assente, a volte appare malinconico. Poi aggrotta le sopracciglia, creando una dignità un po' comica. Anche la sua postura è peculiare: si tiene con le braccia distese dal corpo, come un pycnic o un lottatore. È molto controllato nelle espressioni facciali e nei gesti. Il suo atteggiamento serio e dignitoso raramente viene interrotto, tranne quando ride maliziosamente di sé stesso - spesso non è chiaro cosa trovi divertente in quei momenti.

Anche la sua voce si abbina a questa immagine: è molto profonda, come se provenisse dalle profondità, come se avesse origine dal ventre. Parla lentamente, senza vivaci modulazioni nel suo discorso. Quando parla, non guarda mai l'interlocutore; il suo sguardo si fissa da qualche parte in lontananza. Con un'espressione facciale tesa o addirittura sforzata, cerca la formulazione dei suoi pensieri. Vi riesce sorprendentemente bene; il suo modo di esprimersi è insolitamente maturo, completo e adulto. Non sembra un semplice gesto, come accade con alcuni bambini, né un modo di dire finito e inesperto. Piuttosto, deriva dalle sue esperienze non infantili, mature. Si ha semplicemente l'impressione che stia cercando la parola giusta. Spesso non risponde direttamente alla domanda, ma lascia fluire il suo discorso, raccontando le sue esperienze e i suoi sentimenti. Mostra un'introspezione insolita, osservando e criticandosi ("Sono un pessimo mancino"). Nonostante sembri distante dalle cose e dalle persone - o forse proprio per questo - sperimenta molto ed ha interessi indipendenti. Si può conversare con lui come con un adulto e ricevere da lui un'autentica istruzione.

Questo carattere è particolarmente ben illustrato dal suo comportamento durante il test di intelligenza, che sarà descritto qui.

4.2/ Test di intelligenza

Innanzitutto, vorremmo fare alcune osservazioni sul metodo di esame utilizzato nel nostro reparto. La principale differenza rispetto ai metodi convenzionali (come il metodo Binet, da cui abbiamo preso alcuni test) è che l'esame viene condotto in modo molto più flessibile. Non siamo semplicemente interessati ai risultati positivi o negativi dei diversi test, che vengono poi inclusi in una valutazione numerica. Invece, attribuiamo molto più valore agli aspetti qualitativi. Non solo i diversi test vengono valutati singolarmente in base ai rispettivi livelli, presentati come curve (in modo che le differenze nelle performance individuali siano già espresse in questo modo, mentre queste differenze si perdono nella singola e uniforme cifra del quoziente di intelligenza), ma viene data particolare importanza anche all'osservazione di come il bambino risolve i singoli compiti, al suo metodo di lavoro, al ritmo individuale, alla concentrazione nel lavoro e soprattutto al suo impegno e interesse. Il processo di esame si adatta in modo fluido alla personalità del bambino. Quello che ogni buon esaminatore deve fare, ad esempio, è gestire i bambini ansiosi, inibiti o sicuri di sé, mostrando loro potenzialmente la strada e fornendo assistenza. Ecco perché è importante, sebbene spesso molto impegnativo, valutare correttamente l'aiuto dell'esaminatore. D'altra parte, le persone loquaci, irrequiete e distanti devono essere contenute, raggruppate strettamente e costrette a comportarsi in modo oggettivo. Tuttavia, cerchiamo anche di considerare gli interessi specifici di un bambino, consentendo loro di produrre liberamente, assistendoli nel loro approccio facendo domande, approfondendo ulteriormente con ulteriori indagini e, nel caso di fallimenti o mancanze specifiche, seguendo difficoltà con domande non previste effettivamente nel piano di esame fino a quando non si ottiene chiarezza.

Questo metodo di esame richiede una competenza molto maggiore rispetto ad altri metodi più schematici con valutazioni fisse. Tuttavia, se condotto correttamente, può fornire informazioni non solo sulla misurazione dell'attitudine intellettuale, ma anche sulle funzioni essenziali della personalità. Ora passiamo al corso dell'esame con Harro L.: Similmente a Fritz V., anche se non nello stesso grado, anche qui l'esame è stato molto impegnativo da condurre. Spesso, quando una richiesta non lo interessava, diventava completamente non responsivo, limitandosi ad ascoltare la richiesta. Spesso richiedeva un grande sforzo per ottenere la sua collaborazione. La sua mente vagava frequentemente, rendendo necessario un costante dirottamento. Tuttavia, una volta che era concentrato, le sue prestazioni erano generalmente buone. Salteremo i singoli test che non hanno rivelato nulla di particolarmente significativo e forniremo risultati più dettagliati per le "domande di differenza". Qui, dove poteva produrre spontaneamente, ha mostrato interesse e si è animato, coinvolgendosi appieno. Infatti, le domande spesso dovevano essere accorciate, poiché rischiavano di diventare interminabili.

Albero - Cespuglio: Il cespuglio, i suoi rami crescono direttamente da terra, in tale disordine che spesso accade che tre o quattro rami si intersecano, formando un nodo nella mano. L'albero, invece, inizia con il tronco che cresce e poi i rami, senza un tale pasticcio, e i rami sono anche più spessi. Una volta, mentre tagliavo un cespuglio per fare una fionda, ho tagliato quattro rami e poi ho avuto un nodo rigido nella mia mano. È come quando due rami si sfregano l'uno contro l'altro, causando una ferita e crescendo insieme.

Scala - Scaletta: Le scale sono fatte di pietra; non si chiamano gradini ma scalini perché sono molto più grandi. Le scalette, invece, sono più sottili, più piccole e più arrotondate. Ti senti molto più a tuo agio sulle scale che su una scaletta.

Stufa - Fornello: La stufa viene utilizzata nella stanza come accenditore (!), e il fornello viene utilizzato per cucinare.

Lago - Fiume: Beh, il lago non si muove dal suo posto e non può mai essere così lungo o diramarsi tanto quanto un fiume. C'è sempre una fine per un lago. Il Danubio non può essere paragonato al Lago Ossiach in Carinzia, per nulla.

Vetro - Legno: Il vetro è trasparente. Se vuoi guardare attraverso il legno, devi fare un buco. Se vuoi rompere un pezzo di legno, devi colpirlo a lungo finché non si rompe. Al massimo, puoi colpire un sottile pezzo di frassino, che si rompe facilmente. Con il vetro, devi solo colpirlo due volte per farlo in frantumi.

Mosca - Farfalla: La farfalla è colorata, mentre la mosca è nera. La farfalla ha grandi ali, che permettono di far stare sotto una sola ala due mosche. Ma la mosca è molto più abile e può camminare su vetro scivoloso e arrampicarsi sui muri. E hanno cicli di vita completamente diversi! (Ora, letteralmente diventa estatico, parlando con urgenza quasi esagerata). La mosca madre depone pile e pile di uova in una crepa nel pavimento, e qualche giorno dopo escono fuori dei vermi. Ho letto questo una volta in un libro; il pavimento racconta la storia - mi viene da ridere a crepapelle (!) quando ci penso: "Cosa esce dal piccolo barile, una testa enorme con un corpo minuscolo e un proboscide come un elefante?" Poi, dopo alcuni giorni, si trasformano in pupe, e improvvisamente emergono adorabili piccole mosche. E il microscopio spiega come una mosca possa camminare sul muro in quel modo: "Proprio ieri, ne ho vista una con piccole zampette ai piedi e piccoli uncini alle estremità. Quando sente di scivolare, si aggrappa con gli uncini." - E la farfalla non cresce nella stanza come la mosca. Non ho ancora letto nulla al riguardo e non so nulla (!), ma penso (!) che la farfalla impiegherà molto più tempo per svilupparsi.

Invidia - Avidità: La persona avida possiede qualcosa e non vuole dare niente, mentre la persona invidiosa vuole avere ciò che gli altri possiedono.

4.3/ Test di apprendimento

Dato che i bambini che vengono da noi per valutazione hanno quasi sempre difficoltà di apprendimento, abbiamo

58

deliberatamente incluso requisiti di apprendimento nel nostro metodo di testing, pur essendo consapevoli, naturalmente, che influenze ambientali, come la trascuratezza dei bisogni educativi, svolgono un ruolo (ma in quali casi possiamo ignorare completamente le influenze dell'ambiente? Sarebbe un grave errore pensare che le reazioni ai test sviluppati da Binet siano indipendenti dall'ambiente da cui provengono i bambini). Lettura: Legge la storia in modo negligente e erroneo, ma è chiaro che "legge per il significato", che è interessato al contenuto della storia, che vuole andare avanti, quindi l'accuratezza non è affatto importante per lui. Come ci si può aspettare dal suo stile di lettura, la sua comprensione della lettura è molto buona. Spiega correttamente con parole sue quello che ha letto e mette in evidenza la morale della storia, che non era stata espressa nella lettura stessa (si tratta di una favola su una volpe punita per la sua vanità). Dettato: La scrittura è, come previsto dopo le sue altre goffaggini, molto scadente: scarabocchia in modo negligente, commette errori, le linee vanno su e giù, la posizione della scrittura cambia. L'ortografia è piuttosto buona nel test finché mantieni la sua attenzione e quando si concentra veramente, sa sicuramente come si scrive una parola. È molto significativo che faccia molti più errori nel copiare che nel dettato - anche se ci si aspetterebbe che il copiare sia facile dato che vede la parola di fronte a sé! Ma questo esercizio semplicistico non lo interessa. Matematica: La "originalità autistica" è particolarmente evidente qui. Alcuni esempi: 27 e 12 fanno 39; spontaneamente dà spiegazione del suo calcolo: "2 volte 12 fanno 24, 3 volte 12 fanno 36, tengo il 3 (pensa che 27 sia 3 in più di 2 volte 12), e lo aggiungo." 58 e 34 fanno 92;

"meglio: 60 e 32, prendo sempre le decine." 34 meno 12 fa 22; "34 e 2 fanno 36, meno 12 fa 24, meno 2 fa 22, mi è venuto in mente più velocemente di qualsiasi altra cosa." 47 meno 15 fa 32; "o aggiungi 3 e aggiungi 3 a quello che dovrebbe essere sottratto, o prima sottrai 7 e aggiungi 8." 52 meno 25 fa 27; "2 volte 25 fa 50, e 2 fa 52, 25 e 2 fanno 27." Esercizio sulle parole (ricorda, il ragazzo ha 8 anni e mezzo, è al secondo anno di scuola primaria): una bottiglia con un tappo costa 1,10 scellini, la bottiglia da sola costa solo 1 scellino in più del tappo, quanto costa ciascuno? Dopo circa 5 secondi, arriva alla soluzione corretta e spiega quando gli viene chiesto: "Se la bottiglia costa 1 scellino in più, devi mettere da parte lo scellino e deve rimanere una parte delle 10 monetine; quindi devo dividere per 2, quindi il tappo costa 0,05 scellini, la bottiglia costa 1,05 scellini." Per quanto affascinante possa sembrare questa padronanza dei numeri, già qui appare l'altra faccia della modalità di funzionamento autistica: non tutti i problemi aritmetici posti vengono risolti correttamente e per diversi di essi il sistema che lui mette in atto per risolvere il problema è così complicato - per quanto originale - che finisce per commettere errori e arrivare a un risultato errato. Ma non gli viene in mente di applicare i metodi convenzionali appresi a scuola, come sottrarre prima le decine e poi le unità. Qui giungiamo a una realizzazione importante: la difficoltà di meccanizzazione negli individui autistici e l'incapacità di pensare lungo le linee suggerite dagli adulti, di apprendere brevemente da loro. Al contrario, estraggono le cose esclusivamente dalla propria esperienza, dal proprio pensiero, che ha l'effetto di un difetto in molti casi, anche per i più intelligenti tra di loro! Questo spiega perché un ragazzo così intelligente non poteva raggiungere i risultati accademici attesi per la sua età e ora deve ripetere la seconda classe. In un contesto di gruppo, è ancora più difficile rispetto a un esame individuale, dove si potrebbero considerare le sue inibizioni e consentire le sue produzioni originali e spontanee. Abbiamo osservato nel nostro reparto come le sue prestazioni siano meno buone in un gruppo. In questo caso, è necessario prestare attenzione alle istruzioni dell'insegnante rivolte a tutti e fare esattamente ciò che viene richiesto. Ma lui non può fare entrambe le cose. Lascia vagare i suoi pensieri, si occupa dei suoi problemi personali, in generale non sa di cosa si stia parlando. Ricorda solo dalle lezioni ciò che gli sta a cuore e ci si occupa a modo suo. Poiché, come riportano le relazioni scolastiche, quasi mai sa che compiti deve svolgere e quindi, nonostante gli sforzi del padre, non fa il lavoro giusto a casa, non sorprende che, nonostante il suo indiscusso talento, riconosciuto anche dalla scuola, non abbia raggiunto gli obiettivi educativi della classe durante l'anno scolastico precedente.

4.4/ Comportamenti clinici e interventi pedagogici

Anche nel caso di Harro L., tutte le particolarità del suo comportamento possono essere spiegate dalla restrizione delle sue relazioni con l'ambiente. È rimasto una sorta di estraneo durante tutto il suo soggiorno nel reparto. Non viene mai visto partecipare al gioco di gruppo; si siede principalmente in un angolo, assorto in un libro - cosa insolita per la sua età; di solito, solo i bambini di dieci anni sono presi da una frenesia di lettura! - in un angolo, sepolto in un libro, completamente indifferente al rumore o al movimento intorno a lui. Per gli altri bambini, sembra strano a causa del suo aspetto e della "dignità" che lo accompagna (i bambini lo percepiscono particolarmente bene!); ma lo trattano con una certa timida distanza, e hanno ragione di farlo: a qualsiasi scherno degli altri bambini, lui risponde con atti brutali e sconsiderati. Non tollera gli scherzi, anche se non sono diretti a lui; è completamente privo di senso dell'umorismo. Può resistere spudoratamente alle richieste di disciplina; risponde - "Non mi sogno neanche" - o, se concede all'educatore tale autorità che non osa farlo, almeno borbotta tra sé a voce bassa. Non instaura relazioni umane più strette, sia con un bambino del reparto che con un adulto. Sicuramente è interessante, è anche molto affascinante parlare con lui - ma non diventa mai caldo, fiducioso, gioioso - così come non si può essere calorosi con lui - non diventa mai libero e rilassato. Questo si osserva in tutta la sua attività motoria: le sue espressioni facciali scarse e rigide corrispondono alla sua rigidità e goffaggine generale (senza sintomi neurologici patologici o spasticità). Le sue difficoltà sono particolarmente evidenti nella ginnastica, sia nel seguire le istruzioni del capogruppo che nell'eseguire un esercizio "correttamente" con tutti i suoi sforzi; rimane sempre angolare e poco esteticamente piacevole; non si lascia trasportare dal ritmo del gruppo, il movimento non sorge mai in modo naturale e spontaneo - e quindi bellamente - dalla corretta coordinazione di tutto il sistema motorio. Invece, sembra che compia solo ciò a cui dirige consapevolmente il suo sforzo in quel momento, muovendo solo certi muscoli indipendentemente dagli altri. Quello che si può dire su molte delle sue reazioni è vero anche qui: nulla gli viene naturale; tutto gli viene solo intellettualmente. Ma in questo modo, è stato anche possibile, attraverso una pratica paziente, ottenere un miglioramento di molte delle sue abilità pratiche. Come tutti questi bambini, Harro era particolarmente goffo - e anche resistente - alle piccole attività quotidiane come il bucato. Era una lotta difficile per lui imparare le abitudini sociali in questo ambito. Nei bambini "normali", l'acquisizione di queste innumerevoli abilità pratiche, la padronanza delle esigenze della vita quotidiana, non rappresenta un problema; imparano tutto questo dagli adulti, quasi da soli. Questo è ciò che gli educatori si aspettano. Con questi bambini, tuttavia, ci sono sempre notevoli conflitti: gli educatori non capiscono che cose "ovvie" come queste devono essere insegnate faticosamente a un bambino del genere, e diventano impazienti e irritati; i bambini sono insufficienti di fronte a queste richieste pratiche - non si può dire se la colpa sia più della goffaggine motoria o di una mancanza di comprensione della situazione reale, ma in ogni caso, entrambe sono sempre presenti -; inoltre, sono particolarmente sensibili alle richieste personali - anche se sono intellettualmente più interessati e più facili da coinvolgere. Quindi non sorprende che i bambini autistici rispondano a richieste apparentemente minime e ovvie della vita quotidiana con resistenza irritabile, negativismo e malvagità, e che si verifichino conflitti seri proprio su questi punti. Qual è il miglior approccio pedagogico per affrontare queste difficoltà? Come descritto nel primo caso, si è scoperto che si progrediva quando "apparentemente si estingueva il suo affetto", quando si adattava a un modo impersonale e "oggettivo" di impartire ordini. Qui, nel caso di Harro L., che era molto più intelligente e meno disturbato nel carattere, un metodo si è rivelato efficace, che sappiamo essere di successo nella maggior parte dei casi autistici: il ragazzo seguiva meglio quando l'ordine non gli veniva apparentemente rivolto come individuo, personalmente, ma quando era - almeno linguisticamente - dato in modo generale, impersonale, quando veniva pronunciato come una legge oggettiva che sta sopra il bambino così come l'educatore (ad esempio: "lo facciamo così - -", "ora tutti devono - - -", "un ragazzo intelligente deve - - -"). Un altro punto importante: i bambini "normali" acquisiscono le necessarie abitudini sociali senza essere chiaramente consapevoli della maggior parte di esse - imparano inconsciamente, istintivamente. Proprio queste relazioni istintive vengono interrotte nei bambini autistici; questi individui sono, per dirla in modo schietto, automi intelligenti. L'adattamento sociale deve passare per l'intelletto; devono imparare tutto intellettualmente. Tutto deve essere spiegato e elencato per loro (cosa che sarebbe un grave errore pedagogico con i bambini normali); devono imparare le piccole attività quotidiane come un compito scolastico e devono farle in modo sistematico. Con alcuni di questi bambini (che tuttavia erano leggermente più grandi di Harro L.), si è raggiunto un accordo quasi perfetto stabilendo un programma preciso in cui, dal risveglio a un certo orario, tutte le attività e i compiti del giorno erano precisamente elencati; quando i bambini uscivano, ricevevano un tale "programma" da portare a casa, che veniva redatto dopo aver consultato i genitori, in quanto doveva essere adattato alle usanze domestiche. I bambini dovevano riferire regolarmente sull'osservanza del programma giornaliero, ad esempio, tenendo un diario. I bambini si sentivano saldamente vincolati da questa "legge oggettiva"; molti di loro hanno molti tratti pedanti e molti mostrano tratti di natura nevrotica compulsiva - queste caratteristiche potrebbero essere utilizzate per la classificazione. Anche con Harro L., si è potuta ottenere una migliore adattabilità nel modo descritto, sebbene con sforzo e conflitti. Si è anche integrato meglio nelle esigenze delle lezioni di gruppo. Alcuni mesi dopo la sua partenza, abbiamo appreso che se la cavava molto meglio a scuola. Purtroppo, non abbiamo ricevuto ulteriori aggiornamenti su di lui (apparentemente, i suoi genitori si sono trasferiti). Le difficoltà di adattamento istintivo alle situazioni con questi bambini possono, come abbiamo visto, essere compensate almeno parzialmente dall'intelletto. Maggiore è l'attitudine intellettuale, più questo sarà di successo, naturalmente. Tuttavia, il carattere autistico non si trova solo in individui intellettualmente superiori, ma anche in individui meno dotati o persino profondamente svantaggiati mentalmente. È chiaro che in questi ultimi casi sarà molto più difficile raggiungere l'adattamento.

5/ ERNST K.

Il ragazzo, ora di 7 anni e mezzo, deve essere monitorato anche dalla scuola a causa di gravi difficoltà comportamentali e di apprendimento. Diversi punti della storia medica dovrebbero essere evidenziati. La nascita e lo sviluppo del ragazzo sono stati normali. Ernst è figlio unico. L'inizio del linguaggio è stato leggermente ritardato (prime parole all'età di 1 anno e mezzo), e ha lottato a lungo per pronunciare correttamente le parole, mostrando balbuzie. Tuttavia, ora parla particolarmente bene, "come un adulto". Fin da piccolo, era molto sfidante e non si conformava né alla madre indulgente né al padre severo. Quasi mai soddisfa le normali richieste della vita quotidiana. La madre crede che sia molto goffo nella pratica, trovando molte cose più difficili rispetto agli altri bambini. Ad esempio, ha sempre bisogno di aiuto per vestirsi perché si agita costantemente e fa le cose in modo sbagliato. Ha imparato da poco a mangiare da solo, ma fa ancora fatica e sporca dappertutto. La madre pensa anche che possa essere cattivo e non ascoltare le istruzioni. Non è mai riuscito a andare d'accordo con gli altri bambini. Andare al parco con lui era impossibile poiché si sarebbe subito coinvolto in risse, colpendo altri bambini alla cieca e urlando insulti selvaggi. Da quando è entrato a scuola, è diventato particolarmente difficile. Provoca la classe, diventa il bersaglio delle prese in giro, viene colpito e si sente impotente e a mercé degli altri. Tuttavia, non si allontana dagli altri bambini; di solito è lui a iniziare i conflitti. Comincia sempre con intenzioni maliziose, pizzicando e solleticando gli altri o puntandoli con la penna. Gli piace raccontare esperienze fantastiche in cui è sempre alto e eroico, raccontando a sua madre come è stato lodato dalla maestra prima di tutti gli altri, e così via. È stato difficile determinare se fosse intelligente o meno. Prima di iniziare la scuola, erano convinti che eccellerà nell'apprendimento. Faceva osservazioni intelligenti su vari argomenti, mostrava abilità di osservazione originali e aveva imparato a contare fino a 20 "tutto da solo" e alcune lettere. Tuttavia, a scuola, fallisce completamente. È stato promosso erroneamente dalla prima classe e, secondo l'insegnante, nella seconda classe non fa proprio niente. La madre, però, crede che sia solo perché non presta attenzione. Invece di seguire e rispondere correttamente, è sempre in contrasto con l'insegnante, ad esempio, su come tenere la penna. In generale, tende a parlare con tutti e a fare presentazioni. È "molto preciso". Alcune cose devono sempre essere nello stesso posto e fatte esattamente nello stesso modo; altrimenti, fa una scenata. In generale, è molto contraddittorio. In alcune questioni è particolarmente negligente e non riesce ad adattarsi all'ordine, mentre in altre è pedantemente preciso, pieno di dubbi e ansie

5.1/ La famiglia

Il padre viene descritto come molto nervoso e irritabile. Lavora come assistente sarto. Lo abbiamo visto solo una volta, nonostante lo conosciamo da anni. Sembra essere un solitario ed eccentrico. La madre non ama parlare dell'ambiente familiare, ma è evidente che non può essere armonioso, specialmente a causa del carattere difficile del padre.

La madre è una donna intelligente e gentile, ma lotta nella

vita. Si descrive come molto nervosa, soffre di frequenti mal di testa ed è emotivamente sensibile. Trova difficile fare i conti col fatto che suo figlio, che è chiaramente il suo unico scopo nella vita, sia così unico e abbia fallimenti in vari aspetti. Ripetutamente cerca di difenderlo con la scuola, combattendo disperatamente contro il suo trasferimento in una scuola speciale. Il resto della famiglia è considerato poco notevole e ottenere informazioni su di loro è stato difficile.

5.2/ Aspetto e comportamento

Ernst è un ragazzo alto (12 cm sopra la media) ma molto magro e delicato. Ha una postura rilassata, con spalle cadenti. Ha un volto bello e finemente strutturato, rovinato solo dalle sue orecchie grandi, leggermente sporgenti e poco attraenti. È particolarmente vascolabile, con macchie rosse brillanti che compaiono sul viso quando è imbarazzato o eccitato. Sulla punta del naso gli si formano anche gocce di sudore abbondanti. Anche il suo sguardo è molto caratteristico. Sembra completamente perso, incapace di afferrare le cose o concentrarsi su qualcosa, spesso fissando lo sguardo nel vuoto. Questo dà l'impressione che il ragazzo sia "caduto dal cielo". Anche la sua voce si abbina a questa impressione. È acuta, un po' nasale e tesa, simile a una caricatura di un aristocratico decaduto (come l'immortale conte Bobby). L'impressione comica e caricaturale creata dalla sua voce è ulteriormente rinforzata dal suo modo di parlare. Il ragazzo parla costantemente senza essere sollecitato, fornendo lunghe spiegazioni su tutto ciò che fa e giustificando perché fa certe cose. Sente il bisogno di condividere immediatamente tutto ciò che nota con gli altri, indipendentemente dal fatto che sia pertinente alla situazione. Alcune di queste numerose "note a margine" sono piuttosto impressionanti. Non solo la sua dizione assomiglia a quella di un adulto, ma dimostrano spesso buone capacità di osservazione. Tuttavia, le sue abilità pratiche contrastano nettamente. È completamente inadeguato anche per i compiti più semplici. Sebbene possa recitare la routine giornaliera di alzarsi e vestirsi in dettaglio, dimentica o confonde gran parte di ciò di cui ha parlato così bene in teoria e si comporta ridicolmente goffamente. In un contesto di gruppo in cui tutti dovrebbero seguire un comando comune, si comporta in modo impossibile. Questo è particolarmente evidente durante la lezione di ginnastica, in cui è completamente fuori sincrono con la comunità. Non solo è particolarmente goffo nelle abilità motorie puramente fisiche, ma gli manca anche qualsiasi comprensione della disciplina o interesse per essa. Scompone la classe lamentandosi, obiettando o parlando in modo indiretto, dicendo: "Oh sì, ho già capito, lo so già". Fino all'ultimo giorno del suo soggiorno nel servizio, è rimasto uno sconosciuto, vagando tra i bambini senza partecipare veramente ai loro giochi. Al massimo, rimprovera uno o l'altro bambino o improvvisamente si impegna in una feroce rissa, sia perché viene preso in giro (è il bersaglio ideale per le prese in giro, sfidando gli altri involontariamente) o perché lui stesso l'ha causato. È birichino, pizzica e spinge i bambini in segreto e distrugge i loro giochi. Se i più piccoli piangono o se l'insegnante si infastidisce, ciò lo incoraggia solo a essere ancora più birichino. Si rende la vita difficile con i suoi capricci e preoccupazioni senza fine. Se qualcosa è anche leggermente diverso da come l'aveva immaginato o a cui era abituato, non riesce a trovare la strada, dando luogo a discussioni lunghe. È estremamente difficile per l'educatore dissuaderlo, anche se non ha intenzione di coinvolgersi. Si tormenta anche con la sua pedanteria compulsiva, incapace di superare il fatto che qualcosa sia diverso da come si aspettava. Ad esempio, se desidera un maglione per Natale e riceve invece una camicia particolarmente bella e dei giocattoli, non riesce a consolarsi affatto con questa "imprecisione". Non guarderebbe nemmeno gli altri regali e sarebbe infelice per tutto il periodo natalizio.

5.3/ Test di intelligenza e esperienza di apprendimento

Nonostante alcune delle sue osservazioni siano talvolta buone e accurate, le difficoltà di adattamento alle richieste del mondo erano evidenti nel suo comportamento, suggerendo che non possedesse una buona intelligenza fin dall'inizio. E questo era vero. Ernst ha una concentrazione particolarmente scarsa, non perché sia facilmente distratto dall'esterno ("attenzione passiva"), ma principalmente perché la sua attenzione attiva è disturbata. Durante il test di intelligenza, così come in altre situazioni, appare completamente assente, impreparato a reagire in modo appropriato, completamente impotente di fronte alla maggior parte delle richieste. Di conseguenza, produce solo risultati molto scadenti, anche quando si cerca di coinvolgerlo guardandolo e parlandogli. La sua performance nelle domande di differenza è ancora una volta molto caratteristica. Ecco alcuni esempi: Mosca - Farfalla. "La mosca ha ali come di vetro, le ali della farfalla possono essere fatte di seta (probabilmente intende un'aura setosa!). Sono colorate. Quando fa freddo, la farfalla muore e diventa un bruco in primavera e poi si trasforma di nuovo in farfalla. Prima diventa una crisalide, ed è tutto argentato". Poi racconta alcune esperienze non correlate, su falene nella stanza e vermi nella zuppa, che non hanno nulla a che fare con la domanda. Fiume - Lago. Nel fiume l'acqua scorre, nel lago rimane ferma. In superficie c'è fango verde. Legno - Vetro. Il vetro si rompe più facilmente del legno. Il vetro è una massa, il legno è succoso e umido, ha la midolla al centro. Il legno diventa cenere quando brucia, mentre il vetro si frantuma e si scioglie. Scala - Scaletta. "La scaletta va di traverso così, e la scala va così (fa dei gesti per illustrare i gradini). La scala ha una superficie su cui camminare, la scaletta ha dei gradini". Bambino - Nano. "Il nano è piccolo, il bambino è grande. Il nano sembra completamente diverso, indossa un cappello appuntito, ma è rosso. Il bambino indossa un cappuccio". Qui ritroviamo le caratteristiche dell'"intelligenza autistica". Le performance sono migliori quando il bambino può produrre in modo spontaneo, ma peggiorano quando deve seguire un percorso prescritto e definito, specialmente quando deve riprodurre ciò che ha imparato. La conoscenza del mondo si sviluppa principalmente dalle sue esperienze personali, piuttosto che da ciò che ha appreso dagli altri. Ciò rende le performance delle persone altamente dotate particolarmente originali e interessanti. Tuttavia, nel caso di individui con disturbi più gravi, le risposte si discostano più che eccellere. Le informazioni derivate da esperienze casuali mancano dell'essenza delle cose. Lo stesso vale per l'espressione linguistica. Nei casi migliori, sentiamo formulazioni particolarmente appropriate e indipendenti, ma nei casi peggiori, le espressioni raggiungono persino il punto di neologismi, apparendo più aberranti che piacevoli. Nel caso di Ernst K., gli aspetti negativi sono più prevalenti (ricordiamo che è più di mezzo anno più grande di Harro L., descritto in precedenza). Almeno, le sue performance nelle domande di differenza sono il massimo che può raggiungere, dimostrando la sua osservazione indipendente ed esperienze. Tuttavia, in altre aree, specialmente nelle richieste scolastiche, questa intelligenza mostra fortemente il suo lato negativo. Se qualcuno può acquisire esperienza in modo originale, se è solo "se stesso" senza essere realmente parte del mondo e interagire costantemente con esso, allora non può imparare. Non può accettare ciò che gli altri gli portano come conoscenze e abilità complete. Non può essere "meccanizzato" attraverso la pratica e l'abitudine. Di conseguenza, tutti gli autistici hanno difficoltà caratteristiche con la meccanizzazione. Ma mentre i più intelligenti tra loro alla fine superano queste difficoltà grazie alla loro intelligenza, quelli gravemente disturbati falliscono completamente a scuola, in misura ancora maggiore di quanto ci si potrebbe aspettare sulla base della loro intelligenza formale. Ernst K. rientra in questa categoria sfavorevole. Le sue performance in tutte le materie sono misere. Può fare solo aritmetica con costanti aiuti visivi (contando sulle dita, sebbene abbastanza abilmente e rapidamente, fingendo così di avere una competenza che gli manca). La lettura è molto lenta e spesso confonde le lettere. Il riconoscimento dei suoni gli crea le sfide più grandi, mentre la comprensione di ciò che viene letto è relativamente un po' migliore. Tuttavia, il suo fallimento è più evidente nella scrittura. Come quasi tutti gli autistici, ha una pessima calligrafia, essendo così goffo fisicamente. La penna non gli obbedisce, si inceppa e schizza in giro. "Corregge" senza cura scrivendo nuove lettere sopra quelle vecchie, cancellandole, scrivendo una volta più grande, una volta più piccola. Ma la forma non è l'aspetto peggiore della sua scrittura. Anche quando copia lettera per lettera, commette numerosi errori. In dettatura, è a malapena comprensibile il significato di una parola. Omette, inserisce o riordina le lettere. Alcune forme di lettere sono così distorte che non possono essere riconosciute. Considerando queste performance, è difficile comprendere come il ragazzo sia riuscito a passare alla seconda classe dopo il primo anno di scuola. La ragione probabilmente risiede nel fatto che pone domande incessanti, interviene con altri argomenti e offre suggerimenti. Tutto ciò può sembrare piuttosto impressionante e mascherare superficialmente il suo fallimento. Si può immaginare che un'insegnante, specialmente nella prima classe dove non conoscono ancora bene i loro studenti, possa aver pensato che il ragazzo fosse intelligente in base alle sue parole. Potrebbero aver attribuito i suoi scarsi risultati a distrazione e sperato in un miglioramento.

Era già diventato evidente durante l'esame che le difficoltà di ortografia del ragazzo erano principalmente dovute alla sua incapacità di scomporre le parole in singole lettere e comprendere la loro struttura dagli elementi individuali. Pertanto, si è cercato di insegnargli utilizzando il metodo della parola intera o globale, abbandonando l'ortografia e invece insegnandogli a leggere e scrivere la parola come un tutto. Anche questo è stato molto difficile e noioso. Le difficoltà specifiche nella scrittura si sono sommate alle difficoltà generali dell'insegnamento, originanti dal suo disturbo di contatto. Non entreremo in ulteriori dettagli. Tuttavia, è diventato evidente che il ragazzo stava facendo progressi leggermente più significativi. Naturalmente, l'impegno personale dell'insegnante è stato particolarmente importante, poiché aveva bisogno di un'istruzione individuale. In un gruppo più ampio, non avrebbe potuto concentrarsi sul suo lavoro. Tuttavia, già in quel momento è diventato evidente che il ragazzo non poteva essere adeguatamente supportato in una scuola regolare. Il suo trasferimento in una scuola speciale era inevitabile. La madre lo ha considerato come una grave degradazione per suo figlio e ha deciso di dare un'altra possibilità alla scuola primaria regolare. Oggi, due anni dopo, frequenta la terza classe di una scuola speciale e è lontano dall'essere uno dei migliori studenti. In ogni caso, ha più difficoltà a scuola rispetto ai tipi che costituiscono la maggioranza degli studenti delle scuole speciali: quei bambini primitivi che mancano di abilità di astrazione ma possono essere ben meccanizzati e pratici nella vita. Se, nel caso di questo ragazzo, si poteva ancora mettere in dubbio se fosse particolarmente intelligente o mentalmente svantaggiato, ci sono molti bambini chiaramente mentalmente svantaggiati che presentano anche le tipiche caratteristiche dell'autismo: disturbo di contatto con espressioni caratteristiche nello sguardo, nella voce, nelle espressioni facciali, nei gesti e nell'attività motoria; difficoltà con la disciplina, dispetti, pedanteria e stereotipi; l'automaticità dell'intera personalità e la mancanza di meccanizzazione con performance relativamente migliori in modo spontaneo. Sì, nel caso dei mentalmente svantaggiati, le anomalie descritte sono generalmente ancora più pronunciate, poiché mancano delle normali funzioni della personalità come controequilibrio. Coloro che hanno incontrato molti casi del genere, e non sono affatto rari quando si ha un campione ambulatoriale più ampio, rimarranno colpiti dalle sorprendenti somiglianze con i disturbi della personalità che indubbiamente derivano da disturbi cerebrali, che siano basati su traumi alla nascita o condizioni postencefalitiche (entrambe le immagini cliniche lasciano dietro di sé gli stessi disturbi anatomici, patologici e funzionali). In particolare, gli stereotipi, così caratteristici, sono comuni sia agli autistici che alle persone mentalmente svantaggiate con disturbi cerebrali: il saltellamento e l'agitazione, il girare e far girare altre cose (spesso con una sorprendente abilità), il dondolio ritmico, ad esempio, con la parte superiore del corpo. Poi ci sono, come già detto, i dispetti istintivi, che spesso appaiono sofisticati persino negli imbecilli di basso grado (e di solito vengono citati dai genitori come prova dell'intelligenza dei loro figli) perché questi bambini percepiscono così bene ciò che è più spiacevole nella situazione attuale (l'acqua del tubo è particolarmente popolare; si possono fare molte cose, ma anche gettare le cose fuori dalla finestra, anche se è aperta solo per un attimo). L'aggressività istintiva verso l'ambiente è anche caratteristica di entrambe le condizioni, con pizzicotti, morsi e graffi. Le persone con disturbi cerebrali sono particolarmente note per il loro sputare "controllato" a causa dell'ipersalivazione spesso presente, che fornisce loro abbastanza "materiale" per lavorare! Il disturbo di contatto, con le sue manifestazioni caratteristiche descritte in precedenza nei pazienti autistici, si trova anche in molti pazienti postencefalitici in modo molto simile. Spesso non è facile distinguere se ciò sia presente fin dalla nascita ("psicopatia autistica") o uno stato secondario derivante da danni cerebrali acquisiti. Sono fondamentali quanto segue: la storia medica (anamnesi di nascita, malattia con febbre alta accompagnata da sonnolenza, torpore, vomito o persino convulsioni in qualche momento) e, soprattutto, i sintomi neurologici (segni di paresi spastiche, a volte solo suggestivi, disartria, balbuzie, sintomi muscolari oculari, ipersalivazione, che è praticamente mai assente nei pazienti con disturbi cerebrali, aumento della luminosità degli occhi, che, oltre ad altre cause difficili da comprendere, forma la base dello "sguardo encefalico", e sudorazione eccessiva). Infine, i disturbi endocrini, in particolare l'obesità (l'opinione sta guadagnando terreno, in particolare attraverso le ricerche di O. Gagel, che i disturbi endocrini hanno spesso la loro causa nei disturbi cerebrali primari, specialmente nei disturbi ipofisari). I disturbi endocrini comprendono talvolta anche disturbi trofici (particolarmente notevole l'iperestensibilità articolare, specialmente nelle articolazioni delle dita, una sporgenza midface peculiare, processi alveolari diventano grandi e grossolani, le gengive diventano ipertrofiche). Questo è particolarmente sorprendente osservando come i bambini che hanno sofferto di encefalite, che un tempo erano belli come elfi, adesso, 3, 4, 5 anni dopo la malattia, hanno visi completamente deformati! Come esempio, verrà descritto brevemente un altro caso.

6/ HELLMUTH L.

Il ragazzo è il quarto figlio dei suoi genitori, che sono piuttosto riservati. È nato 7 anni dopo il loro terzo figlio, quando la madre aveva già 41 anni. Alla nascita ha subito una grave asfissia e ha richiesto una lunga rianimazione. Poco dopo la nascita ha avuto delle crisi per diversi giorni, che si sono ripetute due volte ma non sono più accadute da allora. Il suo sviluppo è stato ritardato e ha iniziato a camminare e parlare alla fine del secondo anno. Tuttavia, ha imparato rapidamente a parlare, già parlando "come un adulto" anche quando era molto giovane.

È sempre stato goffamente sovrappeso. Nonostante una dieta rigorosa supervisionata da un medico - e non ha nemmeno un grande appetito - continua costantemente a prendere peso rapidamente. Quando lo abbiamo incontrato per la prima volta sei anni fa, quando aveva 11 anni, aveva un seno grasso pronunciato e fianchi particolarmente prominenti. Questa condizione è persistita fino ad oggi (lo abbiamo visto di recente). Ha anche criptorchidismo bilaterale (da un anno, si masturba molto!). Sin dall'infanzia, il ragazzo è stato trattato con preparati ormonali, in particolare preparati tiroidei e ipofisari, ma non ci sono stati cambiamenti nel suo obesità o criptorchidismo. Le sue articolazioni sono particolarmente iperestensibili. Quando si stringono le mani con lui, sembra che non abbia ossa affatto, come se la sua mano fosse fatta di gomma. Ha il ginocchio valgo (gambe storte) e piedi piatti. Non ha una salivazione marcata, ma la sua salivazione è significativamente aumentata - si possono sentire le bolle di saliva scoppiare in bocca quando parla.

Il suo aspetto è grottesco. Sopra il suo corpo massiccio c'è un cranio molto piccolo (quasi microcefalico) con piccoli occhi inclinati. Il suo sguardo è perso e assente, ma a volte balena in modo malizioso. Come ci si aspetterebbe dal suo aspetto, è insolitamente goffo. Sta nel gruppo di gioco come un gigante immobile. Non riesce a prendere una palla quando gli viene lanciata, anche quando è fatto facilmente per lui. I suoi movimenti mentre lo fa e quando cerca di lanciare la palla da solo sembrano immensamente comici. La dignità stoica che assume mentre fa questo è particolarmente ridicola. Si riferisce che fin da giovane è stato molto goffo in tutte le attività pratiche e lo è rimasto fino ad oggi. Quando si sente parlare il ragazzo, si rimane sorpresi dall'intelligenza con cui si esprime. Anche quando parla, mantiene la sua dignità inamovibile, parlando lentamente, quasi in modo cantilenante, pieno di saggezza e superiorità. Spesso usa parole insolite, a volte del linguaggio poetico e a volte in combinazioni insolite (è vero che, secondo sua madre, è particolarmente interessato alla poesia). Ovviamente non ha idea di come non si adatti affatto a questo mondo; altrimenti, non si esibirà così facilmente, specialmente di fronte agli altri bambini. Non sorprende che sia sempre stato oggetto delle più rozze prese in giro da parte degli altri bambini, che lo inseguivano per strada e si facevano beffe di lui. Questo era principalmente perché si agitava così facilmente, entrando immediatamente in una furiosa rabbia ma, ovviamente, senza poter fare nulla contro i piccoli monelli, apparendo ancora più ridicolo nella sua impotente rabbia. Questa è la ragione per cui sua madre lo ha fatto studiare da solo negli ultimi anni di scuola. Alla fine, ha raggiunto la quinta elementare. Le sue conoscenze accademiche sono molto disomogenee. Ha un'eccellente ortografia, non commette mai errori e ha uno stile di scrittura abbastanza buono. Tuttavia, le sue abilità aritmetiche sono molto deboli, non solo in termini di meccanizzazione, ma soprattutto nei compiti orali in cui generalmente fallisce. Tuttavia, si vede veramente quanto poco adatto e quanto poco conosca della vita reale quando gli si fanno domande su questioni pratiche completamente ordinarie. In queste situazioni, fallisce in modo palese, fornendo risposte completamente insignificanti, ma spesso in modo eccessivamente pomposo. Sua madre ha ragione quando dice che lui fluttua solo nelle regioni superiori. Ma questo non gli impedisce di fare tutte le cose spiacevoli ad altri membri della famiglia e anche ai bambini (specialmente quando era più giovane, gli piaceva distruggere o nascondere le cose). Si riferisce che fin da giovane era particolarmente pedante, facendo un gran teatro se qualcosa non era sistemata o posizionata come era abituato. Aveva i suoi rituali in tutto ciò che faceva. Prestava particolare attenzione ai suoi vestiti, non tollerando nemmeno una briciola di polvere su di essi. Si lavava spesso le mani e monitorava attentamente il suo corpo e le sue funzioni. Tiranneggiava chi gli stava intorno con la sua pedanteria ed è sempre stato estremamente difficile da affrontare dal punto di vista educativo. Gran parte di questa descrizione ci ricorda i casi descritti in precedenza: il giovane è un "automatismo autistico", inpratico e istintivo, con collegamenti molto limitati alle esigenze del mondo e senza relazioni genuine con le persone, pieno di pedanteria e dispetti. Inoltre, ci sono chiare indicazioni che l'intero disturbo di personalità presente qui probabilmente è originato da un probabile disturbo cerebrale traumatico alla nascita. La storia medica (asfissia perinatale, crisi), il disturbo endocrino, l'ipersalivazione come sintomo vegetativo e il disturbo aprattico, che probabilmente è l'espressione di un disturbo neurologico a un grado così elevato, supportano tutte questa conclusione. Per ora, osserviamo che ci sono casi in cui disturbi cerebrali possono produrre un quadro abbastanza simile, in molti punti essenziali, a quello presentato come "psicopatia autistica", ovvero un disturbo costituzionalmente dato che esiste già in forme simili in evoluzione.

7/ L'IMMAGINE DEGLI PSICOPATICI AUTISTICI

Invece di descrivere singoli casi in modo più dettagliato, cercheremo di evidenziare ciò che questi bambini hanno in comune, ciò che è tipico. Stiamo discutendo delle caratteristiche che abbiamo raccolto da tutti i bambini autistici. Non tutti loro manifestano tutte le caratteristiche: tale aspettativa non può essere posta su nessun approccio tipologico. Tuttavia, per coloro che sono familiari con questi bambini, è sempre sorprendente vedere quanto siano numerose queste caratteristiche, quanti dettagli apparentemente sottili si allineino, quanto uniforme sia il tipo. Allo stesso tempo, ci sono significative differenze individuali all'interno del tipo.

Considereremmo il nostro punto di vista errato se queste differenze scomparissero e la personalità unica passasse in secondo piano rispetto al tipo. Non è solo il grado di compromissione dell'interazione sociale, del talento intellettuale e del carattere, ma anche molte caratteristiche individuali, schemi di reazione specifici e interessi speciali (che sono particolarmente indipendenti e distinti all'interno di questo "circolo di individui") che distinguono le personalità individuali l'una dall'altra.

Un'altra caratteristica essenziale che dimostra l'uniformità di questo tipo è la sua costanza. Dal secondo anno di vita, le sue caratteristiche sono innegabili e persistono per tutta la vita. Mentre le capacità intellettuali e caratteriali si sviluppano, le caratteristiche individuali possono progredire o regredire e le difficoltà possono manifestarsi in modo diverso. Ma il nucleo rimane invariato. Le difficoltà che un neonato incontra nell'apprendimento di semplici abilità pratiche della vita e nell'adattamento alla società derivano dallo stesso disturbo che causa difficoltà di apprendimento e comportamentali in un bambino in età scolare, sfide professionali e successi particolari in un adolescente, e conflitti matrimoniali e sociali nell'età adulta. Pertanto, oltre all'uniformità dell'immagine, è la costanza che rende questa condizione così tipica. Una volta che riconosci questo tipo di persona, questi bambini si rivelano rapidamente, dai piccoli dettagli, come ad esempio il modo in cui entrano nella stanza dell'ambulanza durante la loro prima presentazione o come si comportano nei momenti iniziali e nelle prime parole pronunciate.

Proprio come con i casi individuali, descriveremo prima le manifestazioni fisiche ed espressive.

7.1/ Manifestazioni Fisiche ed Espressive

Questi bambini perdono rapidamente il viso da bambino, il viso spesso grassoccio, morbido e indifferenziato di un neonato. Sviluppano tratti definiti, elaborati che spesso possiedono una delicatezza principesca, sebbene in parte degenerata o addirittura aristocratica. Sopracciglia aggrottate rivelano spesso un tratto umorale. Caratteristiche peculiari del loro aspetto non mancano mai. I poeti non sono gli unici a sapere che l'anima di una persona risiede nel suo sguardo. Già dal terzo mese di vita, quando un bambino diventa capace di "guardare", ben prima di possedere l'espressione linguistica, una parte significativa delle sue interazioni con l'ambiente avviene attraverso lo sguardo. Come assorbe il mondo con i suoi occhi un bambino piccolo, come afferra le cose, come esprime i suoi sentimenti con essi, con ancora più disinvoltura di un adulto che ha imparato a tenersi a distanza e a nascondersi? Con i nostri bambini, è fondamentalmente diverso da quanto descritto qui. È raro che il loro sguardo si fissi su una cosa o una persona specifica, indicando la vivacità dell'attenzione e il contatto vivo. Non è mai del tutto chiaro se il loro sguardo è diretto verso la distanza o verso l'interno, così come è incerto ciò che occupa i bambini in un determinato momento, cosa sta realmente accadendo dentro di loro. Il disturbo è particolarmente evidente nell'interazione con gli altri. Non è lo sguardo reciproco a creare l'unità del contatto conversazionale. Quando parliamo con qualcuno, "rispondiamo" non solo con le parole, che trasmetterebbero solo un contenuto astratto, ma forse ancora di più con lo sguardo, il tono della voce (di cui parleremo tra poco), l'espressione del viso e i gesti. Pertanto, una parte significativa di queste relazioni avviene attraverso lo sguardo. Tuttavia, i bambini autistici con compromissione dell'interazione sociale non mostrano interesse in questo aspetto. Di conseguenza, in genere non guardano direttamente la persona che sta loro parlando; il loro sguardo passa oltre o, al massimo, la sfiora occasionalmente. È caratteristico che questi bambini non abbiano uno sguardo fermo e coinvolgente, ma sembrano percepire di più attraverso la loro visione periferica. Tuttavia, come osservato in molte occasioni, essi percepiscono ed elaborano ancora una parte significativa del mondo, sebbene a volte il loro sguardo diventi indicativo di una forte espressione quando intendono fare qualcosa di malizioso: i loro occhi luccicano e hanno già compiuto qualcosa. Dato quanto detto, non sorprende che i bambini autistici siano anche poveri di espressioni facciali e gesti. Poiché non riflettono la persona con cui sono in contatto, non si affidano alle espressioni facciali per stabilire un contatto. A volte possono avere un'espressione tesa e umorale. Nella conversazione, tuttavia, i loro volti sono generalmente rilassati e vuoti, controparte del loro sguardo perso. Manca loro anche l'uso dei gesti, intesi come movimenti espressivi che non avvengono sul volto, anche se spesso esibiscono molti movimenti, ma si tratta di movimenti stereotipati privi di valore espressivo. Dopo lo sguardo, il mezzo di espressione più importante è il linguaggio. Nel caso precedente, abbiamo già spiegato che nelle relazioni interpersonali la funzione del linguaggio, ossia la sua capacità di trasmettere fenomeni espressivi, è almeno altrettanto importante quanto la sua funzione di comunicare contenuti oggettivi. Tutte le emozioni sono principalmente espresse in questo modo. Il modo in cui le persone si posizionano l'una rispetto all'altra - che sia in posizione di superiorità o di sottomissione, di simpatia o antipatia - è indubbiamente trasmesso attraverso il tono delle parole, anche se il contenuto può essere fuorviante. La vera essenza di una persona, il suo "minerale sonoro" e "campana sonante", si esprime inequivocabilmente attraverso questo aspetto del linguaggio. Ascoltando gli altri, gli individui si rivelano attraverso il loro discorso. Apprendiamo di menzogne e verità, dell'essenza essenziale, principalmente attraverso queste espressioni. Le possibilità su questo lato del linguaggio sono diverse come i caratteri umani in generale. Pertanto, non possiamo enumerare in modo adeguato, nemmeno in qualche misura, tutto ciò che può essere rivelato sulla personalità del parlante attraverso la melodia del discorso, il volume, il tono, il ritmo del discorso e le pause. Siamo già incapaci di farlo perché gran parte di queste informazioni non viene compresa intellettualmente, ma piuttosto percepita come un'impressione emotiva. Ancora una volta, non sorprende che negli individui con compromissione dell'interazione sociale le espressioni che creano il contatto siano disturbate. Nel caso degli individui autistici, se prestiamo attenzione, il loro discorso sembra sempre anormale, motivo per cui il suo riconoscimento è particolarmente importante per la diagnosi. Ci sono notevoli variazioni nei diversi casi: a volte la voce è sorprendentemente calma e distante, raffinata e nasale, mentre altre volte diventa stridula, alta, persino dolorosa; può avere una qualità monotona, senza salire o scendere - nemmeno alla fine di una frase o di un pensiero - somigliando a una canzone tirolese; o può essere eccessivamente modulata, somigliante a una povera declamazione, pronunciata con un pathos esagerato. Le possibilità sono numerose, ma ciò che è comune a tutti i casi è che il linguaggio appare innaturale, persino al semplice ascoltatore, come una caricatura, una sfida al derisione. E c'è un'altra cosa: non è rivolto a una persona, ma, per così dire, pronunciato nel vuoto. Proprio come lo sguardo generalmente non incontra o trattiene il partner, ma lo supera.

In senso più ampio, la scelta delle parole fa parte anche dei fenomeni dell'espressione. Gli elementi essenziali su questo argomento dovrebbero diventare chiari nella sezione successiva.

7.2/ "Intelligenza Autistica"

Le conquiste di un bambino nascono dalla tensione tra due

poli: la produzione spontanea e indipendente e l'imitazione di qualcosa che viene dimostrato, l'apprendimento di conoscenze e abilità che gli adulti già possiedono. I due devono coincidere in misura appropriata affinché la prestazione sia valida. Se non c'è produzione indipendente o almeno una lavorazione indipendente di ciò che è stato imitato, la prestazione diventa vuota, meccanizzata superficialmente e "gestuale". Troviamo il disturbo opposto nell'intelligenza autistica. Questi bambini possono solo produrre in modo spontaneo, possono solo essere originali, possono solo imparare in misura limitata, possono solo meccanizzarsi con difficoltà e non sono affatto adatti ad acquisire conoscenze adulte, ad esempio da un insegnante. Le particolari abilità e difficoltà di questi individui originano da ciò - proprio come in generale, in ogni persona, le loro qualità e difetti sono inseparabili. Questo diventa particolarmente chiaro nelle produzioni linguistiche dei bambini autistici. Soprattutto quelli dotati di intelligenza hanno un rapporto particolarmente creativo con il linguaggio. Sono capaci di esprimere la loro esperienza originale, le loro osservazioni originali, in una forma linguistica unica. Questo può avvenire attraverso parole insolite, che si presume siano piuttosto distanti dalla vita quotidiana del bambino, o attraverso espressioni nuovamente formate o trasformate che spesso sono particolarmente precise e significative, anche se talvolta, va riconosciuto, abbastanza assurde. È interessante notare che i bambini piccoli spesso hanno un rapporto libero con il linguaggio e creano nuove parole senza preoccupazioni, che in genere sono molto precise: è proprio questo che rende così affascinante il discorso di un bambino piccolo. Tuttavia, oltre l'età prescolare, queste espressioni liberamente formate, basate sulla nostra esperienza, si trovano principalmente nei bambini autistici.

Ecco alcuni esempi: un bambino di 6-7 anni precisa la differenza tra le scale e una scala: "la scala è così appuntita, e le scale sono tutte curve". Un ragazzo autistico di 11 anni aveva un ricco repertorio di produzioni linguistiche originali: "non posso farlo oralmente, ma posso farlo mentalmente" (intendendo che capisce qualcosa ma non può esprimerlo verbalmente); "il mio sonno oggi è stato lungo ma sottile" (anche un esempio di auto-esame autistico); "per un occhio artificiale, queste immagini possono essere belle, ma a me non piacciono"; "non mi piace un sole accecante, ma non mi piace neanche l'oscurità, preferisco un'ombra chiazzata come questa"; (quando gli viene chiesto se è religioso) - "non voglio dire che sono irreligioso, ma non ho prove dell'esistenza di Dio". Dietro l'originalità della formulazione linguistica si cela l'originalità dell'esperienza. I bambini autistici hanno la capacità di vedere le cose e i processi nel loro ambiente da una prospettiva nuova. Queste prospettive sono spesso sorprendentemente mature e i problemi che pongono vanno ben oltre il contenuto del pensiero negli altri bambini della stessa età. Un buon esempio di quanto detto è la descrizione del secondo caso (Harro L.). In generale, si tratta di un campo speciale e ristretto che è quasi ipertrofico nel suo sviluppo. C'è chi è uno "scienziato naturale" che si occupa di questioni puramente scientifiche. Fanno osservazioni con uno sguardo insolito per gli elementi essenziali, le organizzano in una visione del mondo e sviluppano teorie a volte un po' oscure. Indipendentemente da ciò che hanno sentito o letto, fanno sempre riferimento alle loro esperienze personali. Un altro è un chimico che spende tutti i suoi soldi - e se necessario, ruba - per esperimenti che spesso terrorizzano coloro che gli stanno intorno. Alcuni si specializzano ancora di più in esperimenti che crepano e puzzano. Un altro ragazzo autistico si è appassionato ai veleni, aveva una conoscenza insolita su di essi e aveva una collezione di veleni preparati in parte in modo ingenuo. È venuto da noi perché aveva rubato una quantità maggiore di cianuro dalla scatola dei veleni nella sua scuola! Un altro si concentra sul mondo dei numeri. Senza istruzioni, senza lezioni scolastiche, le operazioni aritmetiche difficili gli sono familiari come se fossero ovvie. Consideriamo il primo caso descritto (Fritz V.), che mostra anche il fallimento dell'individuo autistico. È possibile che un bambino del genere, che supera gli ostacoli risolvendo problemi aritmetici difficili, possa avere le maggiori difficoltà nell'acquisire metodi di apprendimento insegnati esternamente a scuola. Un altro bambino è interessato principalmente alla tecnologia, ha una conoscenza incredibile della costruzione di macchine complicate: attraverso domande dettagliate che non si possono evitare e soprattutto attraverso le proprie osservazioni, ha acquisito questa conoscenza. Si dedica a fantastiche invenzioni come astronavi e altre: è evidente quanto spesso gli interessi degli individui autistici siano lontani dalla realtà.

Un altro tratto "distintivo" di alcuni bambini autistici è una maturità altrimenti inosservabile nella comprensione dell'arte. Il bambino "tipico" non sa cosa fare con l'arte di alto livello - preferisce dipinti lisci, colorati con molto rosa, rosso e celeste, spesso kitsch (quadri infantili rigorosamente stilizzati che erano "moderni" 15-20 anni fa sono quanto di meno infantile si possa immaginare; ora sono migliorati). Tuttavia, i bambini autistici spesso ci sorprendono con un senso altamente differenziato dello stile. Sanno certamente distinguere tra arte e kitsch e comprendere il significato di opere d'arte anche molto "difficili" di cui molti adulti non hanno idea, come le sculture romaniche o i dipinti di Rembrandt. Giudicano con precisione non solo i processi raffigurati in un'immagine, ma anche ciò che si cela dietro di essi, i personaggi rappresentati e l'umore espresso. Va considerato che molti adulti non raggiungono mai la maturità e la consapevolezza personale che tale conoscenza implica!

Questa comprensione dell'arte è legata a una capacità spesso riscontrata nei bambini autistici: una percezione di sé unica e un acuto giudizio degli altri. Mentre il bambino "tipico" vive giorno per giorno, appena consapevole di sé stesso pur facendo parte di un mondo che reagisce in modo appropriato, questi bambini riflettono su se stessi, si osservano, diventano il proprio problema e rivolgono la loro attenzione alle funzioni dei loro corpi. Ad esempio, un bambino di 9 anni, gravemente autistico come la maggior parte di questi bambini, che sperimenta una forte nostalgia nei primi giorni, descrive come si calma alla sera quando si sdraia nel letto - il momento in cui la nostalgia è più intensa: "Quando appoggi la testa sul cuscino, entra nell'orecchio e devi stare fermo per molto tempo ed è piacevole." Lo stesso ragazzo descrive anche una condizione di micropsia che a volte sperimenta: "A scuola, a volte vedo che l'insegnante ha una testa così piccola, non so cos'è; è così spiacevole per me vederla così, quindi socchiudo gli occhi (mostra come socchiude gli occhi), poi migliora."

Queste peculiarità ci portano a una considerazione intermedia che in realtà non si adatta bene a questo punto. Come sempre, quando si richiama l'attenzione sull'automatismo meraviglioso della vita vegetativa, che funziona inconsciamente e serenamente, si osservano disturbi di queste funzioni. Hamburger ha giustamente osservato che gli educatori non dovrebbero attirare l'attenzione di un bambino sul mangiare, dormire, defecare e urinare poiché si potrebbero verificare interruzioni di questi automatismi. Nei bambini autistici, d'altra parte, le funzioni dei loro stessi corpi vengono automaticamente portate alla loro attenzione senza che l'educatore faccia nulla, vengono registrate e prese sul serio - e spesso sono disturbate in molti casi. Le difficoltà nell'alimentazione e nel sonno sono particolarmente comuni e spesso portano a seri conflitti all'interno della famiglia.

Nello stesso modo in cui questi bambini si osservano, spesso hanno un giudizio sorprendentemente accurato e maturo sulle persone che li circondano. Hanno un forte senso di chi gli piace e chi no, anche se si comportano in modo diverso da loro. Hanno un senso particolarmente fine dell'anomalia degli altri bambini, anzi, anomala quanto loro stessi, sono positivamente ipersensibili ad essa.

Qui si presenta una contraddizione apparente che, tuttavia, ci porterà a un punto importante. Vogliamo dimostrare che l'anomalia primaria degli individui autistici è un disturbo nelle relazioni vitali con l'ambiente, un disturbo che spiega tutte le anomalie. Ma come può un disturbo del contatto essere compatibile con questa particolare acutezza che emerge dai tratti che abbiamo appena descritto? Come può una persona le cui relazioni sono disturbate essere così consapevole di così tante cose?

Questa contraddizione è solo apparente. Il bambino "tipico", specialmente i più piccoli che si orientano bene nella situazione ambientale, reagisce in modo appropriato ad essa e si sviluppa con essa grazie ai loro sani istinti, ma in generale non raggiunge il giudizio consapevole. Per questo è necessaria una distanza dalle cose concrete. La distanza dalla cosa individuale è un prerequisito per l'astrazione, la consapevolezza e la formazione di concetti. La maggiore distanza personale, o anche il disturbo delle reazioni istintive ed emotive che caratterizza gli individui autistici, è in un certo senso un prerequisito per la loro buona comprensione concettuale del mondo. Lo chiamiamo "acutezza psicopatica" in questi bambini perché si manifesta solo in loro. Nei casi più favorevoli, questa capacità, che esiste ancora, fornisce il presupposto per un atteggiamento professionale condizionato dai risultati speciali di questi individui in cui gli altri hanno fallito.

Dopotutto, la capacità di astrazione è un prerequisito per il successo scientifico. Infatti, ci sono molti individui autistici tra gli scienziati importanti. L'impotenza nella vita pratica derivante da un disturbo del contatto, che caratterizza il "professore" e lo fa diventare uno scherzo immortale, è la prova di ciò.

Purtroppo, in non tutti i casi, o addirittura nella maggior parte dei casi, prevalgono gli aspetti positivi e futuri dei tratti autistici. Abbiamo già accennato che ci sono individui autistici con livelli di personalità molto diversi, che vanno dalla genialità dell'originalità a eccentrici distaccati e improduttivi, fino a imbecilli gravemente disturbati nel contatto e simili ad automi. Il terzo caso descritto

, Ernst K., dà un'idea del gruppo mediano. Un altro esempio è la risposta di un bambino di 8-9 anni quando gli viene chiesta la differenza tra legno e vetro: "Il legno cresce e ha la pelle sporca, attira lo sporco dal suolo che si appiccica all'albero e non va via. Così il terreno si appiccica all'albero; se lasci cadere il vetro, si rompe, anche se è stato saldato perché l'adesione che viene saldata si stacca, si allenta e si rompe" - una teoria riccamente assurda che è più aberrante che originale!

Da lì, la serie passa senza soluzione di continuità a quegli imbecilli con abitudini stereotipate che assomigliano ad automi, con interessi eccentrici che non servono a nulla nella vita. Questi includono "persone del calendario" che conoscono il nome dei giorni per ogni giorno dell'anno, bambini che memorizzano tutte le linee del tram a Vienna, la loro origine e destinazione, persino prima di iniziare la scuola (speciale) o bambini con altre capacità di memoria automatizzata.

Finora abbiamo esaminato l'intelligenza dei bambini autistici dal punto di vista della produzione spontanea e dei loro interessi personali. Ora volgiamo la nostra attenzione all'apprendimento, alla scuola. Coloro che si lasciano guidare solo dai loro impulsi spontanei e non sono molto aperti alle richieste dell'ambiente possono essere certamente originali, ma non possono apprendere. Questo è vero in quasi tutti questi casi. Questi bambini, che a volte stupiscono gli insegnanti con risposte notevolmente mature, falliscono in modo piuttosto evidente nell'apprendimento delle materie, soprattutto nelle esigenze di apprendimento meccanizzabili che vengono facili persino ai meno intelligenti o a molti studenti nelle scuole speciali, come la lettura, l'ortografia e l'aritmetica (tabelline!). A volte si comportano bene in materie che si allineano alle loro aree di interesse particolari. Ad esempio, alcuni di questi bambini imparano a leggere particolarmente facilmente perché divorano tutto ciò che può essere letto in un'età anormalmente precoce, intorno ai 6 o 7 anni (normalmente, la mania della lettura si sviluppa intorno all'età di dieci anni). Gli esperti di aritmetica di solito eccellono nell'aritmetica scolastica. Tuttavia, ci sono ancora contrasti abbastanza caratteristici: la compulsione a seguire sempre la propria strada, a utilizzare i propri metodi inventati, impedisce al bambino di acquisire i metodi aritmetici presentati a scuola. Si complicano e si rendono difficili da soli e alla fine commettono errori e giungono a risultati errati.

Nel primo caso (Fritz V.) e nel secondo caso descritto in dettaglio (Harro L.), abbiamo già dato esempi di questo fatto. Un altro esempio è un bambino autistico che inizia la scuola e si concentra sul compito e lo risolve da solo. Ad esempio, quando gli viene chiesto quanti secondi ci sono in 2 ore, inizia a calcolare 5 e 6: "Sì, non mi piacciono per niente i calcoli piccoli; preferisco molto avere 1000 x 1000". Quando, dopo aver prodotto per un po' le sue abilità aritmetiche "spontanee", viene spinto a risolvere finalmente il compito dato, presenta il seguente metodo originale ma piuttosto maldestro: "Guarda, calcolo così: 6 e 6 fanno 12, e 5 e 6 sono 1 in meno, cioè 11". Tuttavia, questi metodi complicati non portano sempre al risultato corretto, non solo perché rendono il compito difficile per loro stessi, ma anche perché dimostrano qualcosa che rende molto difficile la prestazione di molti bambini autistici: sono particolarmente distratti, distratti dall'interno.

Questo problema con l'attenzione attiva viene regolarmente riscontrato nei bambini di questo tipo. Non si tratta solo di problemi di concentrazione comuni a molti bambini neuropatici che vengono distratti dal loro obiettivo di lavoro dagli stimoli esterni, ogni movimento e agitazione intorno a loro. Questi bambini non sono inclini a concentrare affatto la loro attenzione, la loro focalizzazione sul lavoro, su ciò che il mondo esterno, in questo caso la scuola, esige da loro. Seguono i loro problemi, che di solito sono così lontani dall'ordinario, non permettono che le loro bolle vengano disturbate e in generale non lasciano che gli altri guardino dentro. Come nelle loro altre difficoltà di condotta, anche in questo senso sono particolarmente difficili da influenzare dall'esterno.

Non sorprende quindi che la maggior parte dei bambini autistici abbia notevoli difficoltà di apprendimento. A volte gli insegnanti dei più intelligenti tra loro trascurano le loro prestazioni più scadenti nelle esigenze di apprendimento meccanizzabili a causa delle loro altre realizzazioni e risposte straordinariamente intelligenti. Tuttavia, nella maggior parte dei casi, gli insegnanti sono preoccupati dalle difficoltà angoscianti che entrambe le parti devono affrontare a causa di questo disturbo nel loro metodo di lavoro. In molti casi, si verificano anche conflitti caratteristici tra insegnanti e genitori. I genitori, che tendono generalmente a giudicare i loro figli troppo favorevolmente, valutano il bambino in base alle sue espressioni spontanee di intelligenza, alle sue idee originali e lo considerano particolarmente intelligente. L'insegnante, d'altra parte, vede un fallimento in ciò che può essere appreso e assegna voti bassi - questo crea un conflitto in cui entrambe le parti hanno una certa ragione.

In questa fase, dovrebbe essere evidenziata un'altra osservazione relativa al nostro metodo di test dell'intelligenza. La maggior parte dei metodi, comp

resi quelli di Binet e delle sue modifiche più comunemente utilizzate, si astiene deliberatamente dal testare le conoscenze scolastiche poiché dipendono in gran parte da fattori esogeni. I test escludono compiti in cui l'apprendimento e l'ambiente svolgono un ruolo (che, a dire il vero, è ovviamente impossibile).

Tuttavia, come con altri tipi di bambini, compresi i bambini autistici, spesso si sviluppa una concezione errata delle loro capacità dopo il test di Binet. I test di Binet, che si basano soprattutto nel gruppo di età superiore sul pensiero logico-astratto, sono spesso particolarmente adatti a questi bambini, dando loro un alto "quoziente di intelligenza". Tuttavia, il fallimento di questi bambini diventa evidente e chiaro solo quando vengono loro imposte esigenze di apprendimento, quando il disturbo nel loro modo di apprendere, appena descritto, viene sperimentato durante lo stesso esame.

Per questo motivo, abbiamo incluso nei nostri metodi di esame dei test di apprendimento, che non solo mostrano le conoscenze scolastiche dei bambini, ma forniscono anche informazioni sui loro metodi di lavoro, come l'attenzione, la concentrazione, la distrattibilità e la perseveranza. È chiaro che nella valutazione dei risultati bisogna tenere conto dell'influenza di fattori esogeni, come la possibilità di negligenza, qualcosa che richiede sicuramente grande esperienza. Tuttavia, lo stesso dovrebbe essere fatto con il test di Binet se i suoi risultati devono essere veramente utilizzabili (per dare solo un esempio, le competenze linguistiche dei bambini socialmente privilegiati possono spesso simulare falsamente risultati di test elevati).

7.3/ Comportamento all'interno della comunità

Vogliamo dimostrare che il disturbo fondamentale negli individui autistici è una limitazione nelle loro relazioni con l'ambiente e che la personalità di questi bambini deve essere compresa da questa prospettiva, poiché è "organizzata" da lì. Finora abbiamo esaminato i bambini individualmente, mostrando come il disturbo li influenzi nelle loro espressioni e intelligenza. Ma l'essenza di questi bambini psicopatici deve essere rivelata in modo più diretto se esaminiamo il loro comportamento nei confronti delle altre persone. Infatti, sono più chiaramente distinguibili dal loro comportamento all'interno della comunità e dai gravi conflitti che sorgono con loro fin dalla giovane età. Questi conflitti sono particolarmente significativi all'interno della comunità più vicina in cui la persona nasce, la famiglia. C'è un parallelismo in questo con il fatto che anche tra gli schizofrenici, l'esperienza dimostra che i conflitti all'interno della propria famiglia sono sempre i più gravi. La ragione di ciò è chiara: la comunità familiare si basa principalmente sul legame emotivo tra i membri della famiglia. L'influenza su coloro che crescono all'interno della famiglia avviene principalmente attraverso le emozioni, attraverso l'interazione dei sentimenti dei genitori e dei figli. Sia gli schizofrenici emotivamente impoveriti che gli autistici emotivamente limitati non sanno cosa fare con questi sentimenti e li affrontano senza comprenderli, o addirittura con resistenza. Tuttavia, sono i genitori a sentire più fortemente il comportamento insensibile dei loro figli e sono particolarmente infelici a riguardo. Gli "atti malvagi autistici" di questi bambini si verificano principalmente all'interno della famiglia. Si caratterizzano per la loro particolare raffinatezza: con una certezza inamovibile, i bambini trovano ciò che è più spiacevole, più doloroso in una determinata situazione e si mettono all'opera con una deliberazione precisa. Questi bambini insensibili non sono nemmeno consapevoli di quanto feriscano gli altri, ad esempio ferendo fisicamente i fratelli più piccoli o ferendo emotivamente gli adulti. A volte, questi atti sono addirittura sadici (torneremo su questo argomento in seguito). Tuttavia, il desiderio di fare il male - quasi l'unica occasione che illumina lo sguardo solitamente perso di questi bambini - è raramente assente. Oltre a questi atti malvagi, ci sono reazioni negativistiche che sono state descritte e apprezzate in casi individuali, specialmente nel primo caso. Oltre alla spontaneità e impulsività di questo comportamento negativistico, l'origine di queste reazioni è senza dubbio un fallimento di questi bambini, una mancanza nel soddisfare le richieste quotidiane della vita pratica - abbiamo già menzionato l'impaccio dei bambini autistici, il fatto che devono imparare faticosamente, con l'aiuto dell'intelletto, regole e leggi che gli altri acquisiscono "da soli" imitando inconsciamente le azioni degli adulti. Ma i genitori in generale non comprendono questo. Pretendono l'obbedienza come un requisito ovvio nelle attività quotidiane come vestirsi, curarsi e mangiare, ed è proprio in queste situazioni che spesso si verificano scene e conflitti seri e i bambini reagiscono in modo negativo e malvagio. Se abbiamo appena considerato le reazioni che esprimono ostilità verso la comunità familiare, l'isolamento del bambino autistico all'interno della famiglia è evidente in tutti i casi, in particolare quando vive tra fratelli, ma anche quando, come di solito accade, è l'unico bambino in famiglia. "È come se fossero soli nel mondo", si sente spesso dire. Camminano come estranei, apparendo incuranti di ciò che accade intorno a loro - talvolta, è vero, è sorprendente quanto abbiano assorbito ed elaborato nonostante la loro apparente distacco. I bambini si siedono assorti nel loro gioco, nelle loro attività, sia in un angolo che tra fratelli e sorelle rumorosi o compagni, ma completamente come corpi estranei, completamente insensibili al rumore e al movimento, completamente inaccessibili in ciò che fanno; non accettano nessuna stimolazione esterna e diventano gravemente irritati se disturbati. Il gioco dei giovani bambini autistici è spesso piuttosto stereotipato, a volte coinvolge i più semplici stereotipi di movimento, come il dondolio ritmico o ore monotone di gioco con un pezzo di legno, con un particolare giocattolo che viene trattato quasi come un feticcio, come una frusta, una vecchia bambola. I bambini colpiscono e picchiano e sembrano godere del ritmo. Dispongono i loro giocattoli in file, ad esempio dispongono i loro mattoncini invece di costruire effettivamente con essi, in base a colori, forme, dimensioni o altre regole oscure. La maggior parte del tempo non si possono distogliere dal loro gioco, dai loro problemi. Un bambino autistico di 7 anni ha causato seri conflitti durante i pasti perché non riusciva a smettere di guardare le forme di grasso sulla sua zuppa che lo interessavano così tanto, spingendole avanti e indietro o soffiandoci sopra - visibilmente, le forme che cambiavano diventavano vive e significative per lui. In tutto ciò, questi bambini seguono i loro impulsi, perseguono i loro interessi, senza preoccuparsi delle richieste dell'ambiente. All'interno della famiglia, si può in gran parte accogliere queste peculiarità per evitare conflitti, permettendo semplicemente ai bambini di andare per la propria strada. È diverso quando il bambino va a scuola. La libertà dell'impulso spontaneo, dell'interesse spontaneo, viene loro tolta in gran parte. Si aspetta che si siedano, siano attenti, reagiscano costantemente come prescritto - tutte cose che questi bambini non possono fare o possono fare solo con grande difficoltà. Le opportunità di conflitto aumentano enormemente. Mentre i genitori spesso gestiscono le peculiarità dei giovani bambini autistici da soli, quasi tutti gli studenti che iniziano la scuola si rivolgono ai centri di consulenza per l'educazione speciale perché non è possibile occuparsi di loro nel modo usuale. Nei primi due casi, le difficoltà scolastiche sono state descritte in dettaglio, quindi possiamo fare riferimento a esse. Sono state descritte le difficoltà di apprendimento e comportamentali derivanti dal comportamento autistico, così come il comportamento anormale all'interno della comunità dei compagni di classe. Ci sono sufficienti ragioni per conflitti. Il solo fatto che questi bambini siano diversi dagli altri, che la loro intera essenza li distingua dalla massa, è motivo sufficiente per essere respinti e attaccati dai loro compagni. Inoltre, il loro comportamento, modo di parlare e soprattutto la loro spesso grottesca impacciatezza, sono inviti al ridicolo. Dopotutto, i bambini hanno un occhio particolarmente acuto e un infallibile senso del ridicolo per le caratteristiche sorprendenti degli altri. Ecco perché possiamo osservare ripetutamente la situazione caratteristica in cui un certo bambino, durante la ricreazione e soprattutto sulla strada per la scuola, si trova al centro di una folla di ragazzi che lo prendono in giro, a volte scatenandosi ciecamente contro di lui - appare particolarmente comico - o gridando impotente, in ogni caso indifeso contro i suoi abili carnefici. Spesso la situazione diventa così grave che solo una madre accompagnatrice può proteggere il bambino dai suoi crudeli coetanei, ed è necessaria un'accompagnatrice fino alla fine della scuola primaria e talvolta anche oltre, così come è necessario aiuto o almeno consigli sull'abbigliamento. Nei casi favorevoli, questi bambini riescono a guadagnarsi rispetto, seppur sempre mescolato al ridicolo, attraverso particolari abilità, che siano doti intellettuali o atti particolarmente audaci.

7.4/ Vita motoria ed emotiva dei bambini autistici

Quanto detto finora dovrebbe chiarire quanto sia inarmoniosa la personalità dei bambini che stiamo descrivendo. Mentre il loro intelletto è spesso sviluppato in misura superiore alla media, sono state riscontrate notevoli interruzioni nei livelli profondi della loro personalità, nell'area istintuale ed impulsiva, che si esprimono anche attraverso disturbi nell'adattamento istintuale alle situazioni e nell'incapacità di affrontare le richieste della vita ordinaria. La descrizione delle espressioni e degli altri comportamenti di questi bambini ha reso questo chiaro. Esaminiamo ora in dettaglio queste perturbazioni nell'ambito istintuale ed emotivo. Iniziamo con la sessualità. Il quadro non è uniforme. In alcuni casi, c'è una completa assenza di interesse sessuale per tutta l'infanzia e anche oltre la pubertà, con deboli pulsioni sessuali e una sana e forte sessualità che non si sviluppa in seguito. Tuttavia, nella maggior parte dei casi, si riscontrano anomalie sessuali in una fase precoce. In molti casi, ciò si manifesta sotto forma di masturbazione precoce ed intensa, ostinatamente mantenuta nonostante tutti i tentativi di trattamento. Spesso, manca il senso di vergogna e colpa che di solito accompagna tali atti; i bambini si impegnano in comportamenti esibizionisti in determinate circostanze con la persistenza e l'impegno inalterabili dei bambini autistici psicopatici. Sono osservati frequentemente anche atti omosessuali in bambini relativamente giovani (vedi caso 2!). Sono spesso riportati anche tratti sadici. Ad esempio, possiamo citare le parole di un bambino di 7 anni significativamente autistico: "Mamma, prenderò un coltello e ti pugnalerò il cuore; il sangue sgocciolerà, sarà una grande sensazione." "Sarebbe fantastico se fossi un lupo, potrei sbranare pecore e persone e il sangue scorrebbe." Quando sua madre si è tagliata un dito, ha chiesto: "Perché non c'è più sangue che scorre? Il sangue dovrebbe scorrere." Anche quando si è ferito una volta, si dice che fosse molto contento che il medico che ha medicato la ferita abbia trovato la condizione molto sorprendente. Il ragazzo è anche particolarmente timoroso; ha paura di cadere da una sedia ed è molto spaventato dai veicoli veloci in strada. Non è raro osservare anche una tendenza alla coprolalia in questi bambini, un comportamento che contrasta nettamente con il loro linguaggio altrimenti preciso! Se, quindi, nel primo aspetto della vita istintuale che abbiamo considerato, la sessualità, vi è una marcata inarmonia nella maggior parte dei casi - una debolezza degli istinti o una maturità prematura e aberrazioni degli istinti, ma non una maturazione armonicamente integrata all'interno della personalità - troviamo lo stesso comportamento in vari ambiti della vita affettiva. L'ipersensibilità e l'insensibilità evidente si contrappongono nettamente. Ecco alcuni esempi. Quasi regolarmente, troviamo preferenze e antipatie altamente differenziate nel campo del senso del gusto - la frequente ricorrenza nella stessa direzione fornisce ulteriori prove dell'unità del nostro tipo: spesso c'è una particolare preferenza per cibi fortemente acidi o piccanti, come cetrioli o carne arrosto; frequentemente, vi è un'avversione incondizionata per le verdure e i latticini. Qualcosa di simile si può riscontrare nel campo del tatto; molti di questi bambini hanno una avversione a determinate sensazioni tattili, come il velluto, la seta, il cotone o il gesso. Non tollerano la ruvidezza delle nuove camicie, delle calze foderate di pelo o la sensazione che certamente non è piacevole dopo aver tagliato le unghie, ciò che provoca scene difficili in tali occasioni. Inoltre, l'acqua durante il lavaggio è spesso una fonte di sensazioni sgradevoli e quindi causa di conflitti. Una particolare ipersensibilità della gola si manifesta anche in ospedale, rendendo difficile l'uso quotidiano del depressore linguale. Questi bambini sono spesso significativamente ipersensibili ai suoni o ai rumori, talvolta gli stessi che, in altre situazioni, sono completamente chiusi e insensibili ad essi. L'impressione di discordia e contraddizione che abbiamo già ricavato da quanto abbiamo visto finora diventa ancora più forte quando passiamo dalle sensazioni sensoriali alla considerazione dei sentimenti superiori come si esprimono nelle relazioni con le cose, gli animali e altre persone. Appena si inizia a trattare con questi bambini, l'impressione di una pronunciata mancanza di sensibilità, che va considerata la causa ultima del disturbo del loro rapporto con l'ambiente, diventa evidente. Questa carenza parla già dell'isolamento dei bambini tra le altre persone, persino della loro opposizione all'ambiente, specialmente a coloro che li circondano. Sono poveri di tenerezza, che è ciò che rende così gioiosa la vita con un bambino piccolo. Si dice che alcuni di loro non siano mai in grado di essere affettuosi o "gentili" affatto; infatti, diventano malvagi quando qualcuno cerca di essere gentile con loro. La loro malizia e crudeltà indicano chiaramente anche una povertà di umore. Sono estremamente egocentrici, perseguendo solo i loro desideri, interessi e impulsi spontanei senza considerare comandi o divieti esterni. Manca loro un senso di rispetto per l'altra persona. Quando si parla loro, sono sullo stesso piano, parlano con naturale certezza. Anche nella loro disobbedienza, la loro mancanza di rispetto non può essere superata. Tuttavia, diventa subito evidente che non si tratta di insolente consapevolezza o deliberata, ma semplicemente di una mancanza nella loro comprensione dell'altro. Manca loro anche un senso di distanza personale. Proprio come si appoggiano in modo negligente su tutti, anche su perfetti sconosciuti, toccandoli come se non fossero esseri umani ma oggetti, mobili, percepiscono tutti senza alcun senso di stranezza, richiedendo i loro servizi, avviando conversazioni e stabilendo il tema da soli - tutto ciò senza alcuna considerazione per le differenze di età, per la sottomissione e l'obbedienza o per i doveri di decenza e cortesia. Anche il rapporto del bambino autistico con gli oggetti è anormale. Mentre per un bambino normale, specialmente un lattante, gli oggetti prendono letteralmente vita perché sono riempiti della vita stessa del bambino attraverso le sue buone relazioni con essi, poiché si sviluppano e raccolgono le loro esperienze su di essi, con questi bambini psicopatici tutto ciò non si riscontra. O non si preoccupano delle cose nel loro ambiente e non mostrano interesse per i giocattoli, ad esempio, o hanno un attaccamento anormale a specifici oggetti individuali, non perdendo mai di vista una frusta, un blocco di legno, una bambola rudimentale. Non riescono a mangiare o addormentarsi se il loro "feticcio" non è con loro e si scatenano scene molto gravi se qualcuno prova a togliere loro l'oggetto appassionatamente tenuto. Spesso, il rapporto di questi bambini con le cose si limita alla raccolta. Qui troviamo lo stesso comportamento presente in vari altri ambiti: invece di un'abbondanza armonicamente ordinata in cui nulla spicca in particolare, troviamo difetti e spazi vuoti in cui l'individuo diventa ipertrofico. Raccogliere, specialmente nel modo in cui lo fanno i bambini autistici, significa profanare le cose. Accumulano certe cose, ma non per usarle in modo appropriato, per giocarci, modificarle e dar loro forma, ma solo per conoscersi attraverso il possesso. Ad esempio, un ragazzo di 6 anni ha l'ambizione di raggiungere le 1000 scatole di fiammiferi, un obiettivo che persegue con energia fanaticamente - ma sua madre non lo vede mai giocare con trenini come gli altri bambini. Un altro bambino raccoglie stringhe, mentre un terzo raccoglie "tutto" quello che trova per strada o ruba da qualche parte - tuttavia, non nel modo di raccattapalle coscienziosi, che possono trovare tutto nelle tasche insondabili dei loro pantaloni, inclusi tutto ciò di cui hanno bisogno per i loro scherzi. Il bambino autistico accumula scatole piene di cose inutili a casa, le riordina più e più volte, le custodisce come un avaro e sorgono seri conflitti se la madre osa buttare qualcosa via. A un'età avanzata, questa passione per la raccolta di solito diventa più interessante e "ragionevole" grazie alla scelta degli oggetti, al loro ordine e all'elaborazione mentale. Tuttavia, i veri collezionisti, anche in età avanzata, sono per lo più eccentrici con evidenti tratti autistici. Ai bambini autistici manca anche l'atteggiamento corretto verso il proprio corpo. L'obbligo di mantenere pulito sé stessi e soddisfare le molte esigenze dell'igiene personale viene loro insegnato con grande difficoltà, se mai. Anche da adulti, la maggior parte di loro, che nel frattempo ha abbracciato professioni intellettuali, può girare sporca e trasandata fino a quando, verso la fine dell'infanzia, si comporta estremamente male durante i pasti, sporcandosi dalla testa ai piedi, "dipingendo" con il cibo mentre medita sui suoi problemi. Un'altra caratteristica di questi bambini è la loro mancanza di senso dell'umorismo. "Non sanno scherzare", specialmente quando il gioco è diretto a loro (che è una ragione aggiuntiva per cui vengono tanto presi in giro - perché se riesci a farli ridere, ti allontani dallo scherno). Non riescono a rilassarsi e a essere veramente felici; non riescono a raggiungere quella comprensione mentale del mondo che risiede nell'umorismo genuino. Quando sono di buon umore, di solito ha un effetto sgradevole: esagerato, distorto, smodato. Saltano e si scapricciano per la stanza, diventando particolarmente distanti, irritanti e aggressivi. C'è solo un ambito in cui spesso sono competenti, addirittura creativi: il gioco di parole, a partire dalle deformazioni delle parole e dagli effetti derivanti dalle somiglianze sonore, fino a giochi di parole molto precisi ed intelligenti. Tuttavia, il quadro di questi bambini sarebbe incompleto se si vedessero e si giudicassero solo i tratti che sono stati appena descritti. Sono possibili osservazioni su questi bambini che non consentono un giudizio così chiaro e negativo del loro lato emotivo. Siamo rimasti ripetutamente sorpresi dalla forte nostalgia di casa che i bambini provano quando vengono ammessi nella nostra struttura. Inizialmente, questo non sembrava affatto corrispondere agli altri segni di povertà emotiva che non potevano essere ignorati. Mentre i bambini comuni, anche quelli che hanno un attaccamento emotivo reale e forte alla propria "casa", si adattano rapidamente dopo un breve periodo di tristezza perché sentono rapidamente l'amore e l'attenzione che viene loro dedicata qui e si interessano al nuovo ambiente e a un'attività che occupa pienamente la loro giornata, la nostalgia intensa è la norma per i bambini autistici. Per giorni e giorni, piangono con una disperazione infinita, soprattutto la sera quando il dolore si ripresenta più volte. Parlano dei genitori che li hanno tormentati così tanto a casa e della loro casa con le parole più affettuose - usando il linguaggio maturo che abbiamo già incontrato in questi bambini, ma anche con sentimenti sorprendentemente differenziati che i bambini della loro età non possono esprimere in altro modo. Adducono ragione dopo ragione per cui non possono rimanere qui ma devono tornare a casa oggi, ragioni che dimostrano ancora una volta una strana miscela di ingenuità e sofisticazione.

Scrivono lettere supplichevoli e strazianti da inviare a casa. Tutto ciò richiede molto più tempo rispetto alla reazione nostalgica dei bambini normali fino a quando si adattano infine e iniziano a sentirsi a proprio agio nell'ambiente che forniamo, che tiene conto delle difficoltà che questi bambini affrontano. Può essere che un attaccamento alle cose e alle abitudini dell'ambiente familiare, confinante con un comportamento ossessivo-compulsivo, li porti a vivere la separazione come troppo difficile e una limitazione della normale libertà di azione sia la causa di questa reazione. Tuttavia, questa nostalgia intensa mostra che tipo di emozioni sono capaci di provare questi bambini. Ma ci sono anche altri esempi di questo tipo. Ad esempio, il ragazzo, che in precedenza ha fornito diversi esempi di espressione linguistica particolarmente originale e creativa, aveva due topolini bianchi che curava e accudiva con toccante affetto, preferendoli a tutti gli esseri umani, come spesso sottolineava. Questo è lo stesso ragazzo che ha fatto impazzire i suoi genitori con la sua malizia e ha torturato astutamente il fratellino! Si possono osservare ripetutamente esempi simili di innegabile attaccamento emotivo verso gli animali e certe persone in bambini autistici. Date queste premesse, il problema dell'aspetto emotivo di questi bambini è diventato molto complesso per noi. In ogni caso, non dovrebbe essere inteso semplicemente come "assenza di sentimenti", cioè in termini quantitativi. Si tratta molto più di una diversità qualitativa, di una disharmonia di sentimenti e mente, spesso piena di sorprendenti contraddizioni, che caratterizza questi bambini e attraverso cui è causato il loro comportamento maladattivo.

7.5/ Biologia ereditaria

Dato l'unità e la costanza di questo tipo di bambino psicopatico, occorre anche considerare la questione dell'ereditarietà. È da tempo stabilito che gli stati psicopatici hanno radici costituzionali e quindi sono anche ereditari. Tuttavia, è anche una vana speranza dimostrare un chiaro e semplice modello di ereditarietà. Questi stati sono indubbiamente polimeri, cioè sono legati a molteplici unità ereditarie e quindi, senza forzare una spiegazione, non portano a risultati, come determinare se una condizione del genere sia ereditata in modo dominante o recessivo. Questo lavoro genealogico sarà riservato a studi futuri. Per ora, possiamo solo riassumere quanto segue: nel corso di dieci anni, abbiamo osservato più di 200 bambini in cui l'immagine del bambino psicopatico autistico era più o meno evidente. In tutti i casi in cui abbiamo potuto esaminare da vicino i genitori e i parenti, abbiamo rilevato tratti psicopatici legati agli antenati. Spesso, c'erano solo caratteristiche autistiche individuali, ma talvolta era presente l'immagine completamente sviluppata dell'autismo, compresi espressioni caratteristiche, goffaggine e "difficoltà di classificazione", sebbene a un livello diverso. Nella maggior parte dei casi, se era il padre a trasmettere i tratti autistici al bambino, aveva una professione intellettuale. Se tra di loro c'era un artigiano, in generale si aveva l'impressione che avesse fallito nella sua professione (vedi caso 2!). In molti casi, gli antenati di questi bambini sono stati intellettuali per diverse generazioni, spinti dalla loro natura a perseguire queste professioni. Spesso abbiamo trovato discendenti di famiglie di studiosi e artisti di spicco tra questi bambini. A volte, ovviamente, sembrava che tutto ciò che rimanesse della loro grandezza nel bambino fossero le particolarità e le idiosincrasie che spesso si attaccano anche ai grandi scienziati. Molti dei padri dei nostri bambini autistici, nonostante le loro notevoli particolarità, occupavano posizioni di rilievo - il che contribuisce anche alla questione del valore sociale di questo tipo di personalità. I risultati ereditari descritti qui parlano innanzitutto con certezza della natura ereditaria della condizione e dell'onnipresenza di predisposizioni, ma anche, poiché l'ereditarietà è così costante nella maggior parte dei casi, della specificità della condizione psicopatica. In relazione all'ereditarietà, si affrontano anche altre questioni. Se consideriamo i nostri bambini autistici in termini di genere, ci troviamo di fronte al fatto inizialmente sorprendente che siano quasi esclusivamente maschi. Abbiamo riscontrato disturbi del contatto nelle ragazze che, per alcuni aspetti, assomigliano ai bambini psicopatici autistici. Abbiamo anche trovato ragazze in cui abbiamo dovuto ipotizzare un'encefalite precedente come causa della condizione (come nel caso 4, Hellmuth L.), ma non abbiamo trovato un'immagine completamente sviluppata nelle ragazze come mostrato nei casi 1-3. Come possiamo spiegare tutto ciò? Si tratta di un'ereditarietà legata al sesso o almeno limitata al sesso? È qualcosa del genere. Il bambino psicopatico autistico è una variante estrema dell'intelligenza e della mascolinità maschile. Anche all'interno dell'intervallo normale di variazione, si possono trovare differenze tipiche tra l'intelligenza dei ragazzi e delle ragazze: le ragazze sono generalmente migliori studentesse, concrete, descrittive, pratiche, meticolose e diligenti, mentre la logica, l'astrazione, il pensiero e la formulazione precisa e la ricerca indipendente sono molto più nelle capacità dei ragazzi. Questo è anche il motivo per cui, in generale, i ragazzi superano le ragazze nei gruppi di età più avanzata del test di Binet; i requisiti logici e astratti che i test di Binet impongono a partire dai 10 anni si adattano molto di più ai ragazzi!). Nel bambino psicopatico autistico, questo comportamento viene portato all'estremo. L'astrazione - che, in generale, risiede di più nel pensiero maschile, mentre le donne si affidano di più ai loro istinti - è progredita a tal punto che i legami con il concreto, con le cose e le persone, sono in gran parte persi; l'adattamento alle esigenze dell'ambiente, che avviene principalmente attraverso funzioni istintive, è stato raggiunto solo in misura molto limitata. Anche se, come accennato in precedenza, non abbiamo incontrato una ragazza in cui l'immagine del bambino psicopatico autistico fosse completamente sviluppata, abbiamo incontrato diverse madri di bambini autistici che manifestavano chiari comportamenti autistici. Non possiamo spiegare questo fatto. Non sappiamo se sia una coincidenza che non ci siano ragazze autistiche tra i nostri casi - potrebbero essere più rare dei ragazzi - o se i tratti autistici si manifestano solo nelle femmine dopo la pubertà. In un'indagine dei nostri casi, abbiamo anche stabilito che i bambini psicopatici autistici sono principalmente figli - anche tenendo conto delle condizioni nelle grandi città (anche qui, i dati esatti devono essere riservati a futuri lavori). Un osservatore di psicologia individuale spiegherebbe certamente l'intera condizione in base alla situazione di essere figlio unico, considerandola come prova di una causa esogena; attribuirebbero le disturbi delle relazioni con la comunità, così come la precocità del pensiero e della riflessione, semplicemente al fatto che i bambini sono cresciuti solo tra adulti e non hanno imparato ad adattarsi a una folla di fratelli. I genitori e spesso gli insegnanti dei bambini autistici spiegano le loro difficoltà col fatto che sono figli unici. Ma, come in così tante altre relazioni, un approccio di psicologia individuale confonde causa ed effetto. Se si vede crescere tali bambini fin da piccoli, se si può osservare come la loro natura sia determinata come descritto fin dalla prima infanzia e se si sa anche che i bambini autistici che crescono con i fratelli si sviluppano allo stesso modo dei figli unici, allora un'explicazione basata su una causalità esogena deve sembrare assurda. Nessuno di questi bambini è autistico a causa di influenze educative sfavorevoli a cui un bambino senza fratelli è esposto, ma è radicato nelle predisposizioni ereditarie dei genitori che sono anche autistici. Un'espressione del carattere autistico dei genitori è che erano disposti a portare al mondo solo un figlio. Il desiderio di avere figli all'interno del contesto del matrimonio è senza dubbio un'espressione di un'attitudine ed è quindi modificabile negli individui all'interno dell'intervallo normale di variazione di questa attitudine, e questo desiderio può essere influenzato dall'educazione. Un grande esempio, unico nella storia, è offerto dalla nostra recente storia tedesca. Con tali variazioni estreme dei caratteri umani, si può dimostrare che il desiderio di avere o non avere figli è profondamente radicato negli strati istintuali dell'essere umano, cioè nella sua costituzione predisposta. L'assenza o il deterioramento di questo desiderio di avere figli è una caratteristica della maggior parte delle personalità autistiche e un sintomo aggiuntivo della loro natura iposessuale e istintivamente disturbata. Quindi, vediamo che molti di questi individui vivono la loro vita in modo antisociale, senza moglie o figli. Tra coloro che si sposano, molti vivono relazioni coniugali problematiche e tese, in cui non si trova l'armonia adeguata tra istinto e intelletto e in cui non c'è spazio soprattutto per allevare una prole di figli. Vengono in mente le parole di Klages su "lo spirito come avversario della vita". Pertanto, bisogna sottolineare che essere figlio unico è più un sintomo della condizione autistica che la sua causa. La descrizione dei casi, in particolare il primo, potrebbe aver dato l'impressione che ci siano certe somiglianze tra i bambini psicopatici autistici e gli stati schizofrenici. È emerso persino il dubbio che tali bambini anomali come nel caso di Fritz V fossero effettivamente bambini con schizofrenia. Durante la discussione di questo caso, sono state fatte considerazioni di diagnosi differenziale e la diagnosi di psicosi schizofrenica è stata respinta. Lo stesso vale per gli altri casi, di cui praticamente nessuno è così gravemente anormale come il primo descritto. Tuttavia, c'è un'altra domanda che deve essere risposta: i casi descritti, o almeno alcuni di essi, sono forse stadi preliminari di schizofrenia, che si evolvono in vere psicosi? Anche a questa domanda dobbiamo rispondere negativamente basandoci sul nostro materiale. Gli stati che abbiamo descritto non mostrano progressi; questi bambini rimangono gli stessi per tutta la vita. La loro essenza rimane costante nel corso della vita, sebbene si adattino generalmente meglio alle esigenze dell'ambiente e quindi possano integrarsi socialmente. Abbiamo osservato solo un caso, che inizialmente abbiamo considerato un bambino psicopatico autistico gravemente disturbato dagli istinti, in cui, tuttavia, due anni dopo il nostro primo incontro, si è verificata una progressiva degradazione e disintegrazione della personalità, che ha reso necessaria la diagnosi di ebeferenia. Tuttavia, in tutti gli altri casi, alcuni dei quali sono stati sotto la nostra osservazione per 20 anni o più, non è stato possibile osservare una transizione da questa forma di psicopatia a una vera psicosi. Questo solleva un'altra domanda: la condizione psicopatica descritta si basa su predisposizioni schizofreniche parziali (questi psicopatici - assumendo che la schizofrenia sia ereditata come un polimero - portano geni unici, la combinazione di diverse predisposizioni patologiche che causano la schizofrenia), o la condizione si basa su predisposizioni alla schizofrenia che non si sono manifestate in questi casi? Queste domande dovrebbero essere chiarite attraverso precise osservazioni familiari, cioè se tra i parenti dei nostri bambini si trovino schizofrenici in numero maggiore rispetto alla media. Per ora, non possiamo rispondere in modo conclusivo a questa domanda e dovremo far riferimento a futuri lavori su questo argomento. Per ora, vogliamo solo affermare che non abbiamo l'impressione che gli schizofrenici si radunino attorno ai bambini autistici in modo evidente, cioè che le caratteristiche autistiche non sembrano avere una relazione genetica con la schizofrenia da un punto di vista eredo-biologico. Ciò sarebbe coerente con l'opinione di Schroeder secondo cui i psicopatici non sono "mezzo o un quarto di idioti", nemmeno in termini di comportamento eredo-biologico.

7.6/ Valore sociale degli individui autistici

Nel nostro lavoro, ci siamo proposti di descrivere una condizione psicopatica che, a nostra conoscenza, non è ancora stata descritta nell'infanzia. Il capitolo seguente va oltre. Sorge la domanda: che cosa sarà di questi bambini autistici? Questo solleva anche la questione del valore sociale, una questione di tale importanza che abbiamo ritenuto necessario affrontarla nonostante i limiti del nostro lavoro focalizzato sull'autismo in età infantile. Sulla base di quanto finora detto, ci si potrebbe aspettare che la classificazione sociale di questi individui sia estremamente difficile, se non impossibile, poiché abbiamo sottolineato che la caratteristica essenziale di questa condizione è l'incapacità di adattarsi alle esigenze dell'ambiente. Tuttavia, questa aspettativa si realizza solo in casi molto rari e solo tra individui che, oltre ai tratti autistici, si presume abbiano inferiorità intellettiva. In quest'ultimo caso, tuttavia, l'esito è generalmente piuttosto triste. Nel peggiore dei casi, occupano posti di lavoro subordinati e spesso erratici e in continua evoluzione. Nei casi peggiori, vagano per le strade come individui peculiari e grottescamente trascurati, parlando da soli o con gli altri in modi autistici, diventando oggetto di scherno per tutti i bambini di strada. Possono reagire a ciò cercando - senza successo - di vendicarsi dei loro aguzzini. Ma è diverso per gli individui intellettualmente integri, in particolare per i psicopatici autistici intelligenti la cui intelligenza è sopra la media. Anche gli adulti sperimentano le stesse difficoltà nelle relazioni con gli altri, che portano a conflitti caratteristici come si vede nei bambini, ma è difficile giudicare se soffrano di se stessi, considerando la loro natura difficile da comprendere, la loro vita emotiva marcatamente diversa e la loro difficoltà di penetrare. Pertanto, sebbene questi individui non siano facili da convivere, soprattutto per i familiari stretti e i partner, il giudizio su di loro diventa completamente diverso se si considera la loro performance professionale. Nella maggior parte dei casi, raggiungono una buona performance professionale e quindi occupano posizioni di prestigio sociale, spesso in professioni di alto livello, talvolta in modo così notevole che si deve concludere che nessun altro oltre a questi individui autistici è in grado di ottenere tali risultati. È come se possedessero abilità speciali in una compensazione ipertrofica per compensare i loro considerevoli deficit. La tranquillità e il potere penetrante che risiedono nell'attività "spontanea" degli autistici, la loro immersione negli aspetti individuali della vita e gli interessi isolati si rivelano un valore positivo che permette a questi individui di ottenere risultati particolari nel loro campo. Soprattutto nel caso degli autistici, osserviamo - con maggiore chiarezza rispetto al caso degli individui "normali" - che sembrano destinati a una certa professione fin dalla giovane età, e questa professione si sviluppa inevitabilmente dalle loro predisposizioni uniche. Per darvi un esempio, abbiamo seguito la vita di un ragazzo e di un giovane per quasi tre decenni che ha mostrato l'immagine distintiva di un psicopatico autistico nel suo comportamento. Dall'infanzia all'età adulta, ha manifestato comportamenti autistici. Era come se non prestasse attenzione agli altri, lasciandosi distrarre facilmente e spesso non riconoscendo i suoi conoscenti più stretti. Proprio come era particolarmente goffo nelle sue abilità motorie (affrontando tutte le difficoltà descritte in precedenza nell'apprendimento delle necessità quotidiane), rimaneva impacciato e poco adatto nel suo comportamento (anche da giovane, si poteva vederlo con diligenza e persistenza grattarsi il naso sul tram!). La scuola è sempre stata una sfida per lui; imparava o non imparava come preferiva. Linguisticamente, era molto scarso, superando a malapena gli elementi delle scuole superiori, come si dice in greco - riusciva sempre grazie alle sue altre abilità. Già nella sua prima infanzia, questa persona ha mostrato un talento matematico altamente insolito che emergesse spontaneamente da lui. Ponendo in continuazione domande agli adulti, acquisiva da loro le conoscenze necessarie, che poi elaborava completamente da solo. Pertanto, viene riportata la seguente scena dal suo terzo (!) anno di vita. Un giorno, la conversazione era arrivata al culmine. Sua madre doveva disegnare per lui un triangolo, un quadrato e un pentagramma nella sabbia. Poi lui stesso prese il bastone, tracciò una linea e disse: "Questo è un angolo a due, giusto?" e "E questo, è un angolo a uno?" — Tutto il gioco del ragazzo, tutto il suo interesse, era rivolto al soggetto della matematica. Prima ancora di iniziare la scuola, poteva già calcolare le radici cubiche. Si sottolinea ripetutamente che i genitori non pensavano di insegnare al bambino competenze matematiche che non comprendeva, ma era piuttosto l'impegno del ragazzo di impegnarsi nell'aritmetica, anche contro la resistenza dei suoi insegnanti. Alle scuole superiori, ha sorpreso i suoi insegnanti con la sua particolare conoscenza matematica, approfondendo le aree più astratte, ed è stato grazie a questo che, nonostante il suo comportamento spesso poco pratico e i fallimenti in altre materie, è riuscito a entrare all'università senza ripetere un anno. Poco dopo l'inizio dei suoi studi universitari - ha scelto l'astronomia teorica come campo - ha indagato su un errore nei calcoli di Newton. Il suo supervisore gli ha consigliato di basare su questa scoperta la sua tesi.

118

Fin dall'inizio, era chiaro che era destinato a una carriera accademica. In un tempo eccezionalmente breve, è diventato assistente presso un istituto universitario di astronomia ed ha ottenuto l'abilitazione. Questa traiettoria di vita non è affatto eccezionale. Con nostra sorpresa, abbiamo scoperto che i psicopatici autistici, a condizione che siano intellettualmente integri, riescono nella quasi totalità dei casi ad adottare un atteggiamento professionale, molti di loro sono decisamente intellettuali, altamente specializzati e spesso in posizioni eccellenti con una preferenza per la conoscenza astratta. Ne troviamo un gran numero il cui mestiere è determinato dalla loro abilità matematica - non solo "puri matematici", ma anche tecnologi, chimici e persino alti funzionari pubblici. Incontriamo spesso professioni speciali insolite e straordinarie, come un esperto di araldica che si dice sia un'autorità nel campo. Anche alcuni dei bambini osservati sono diventati musicisti riconosciuti. Il fatto quasi sorprendente che bambini così difficili e anomali possano alla fine ottenere una integrazione sociale tollerabile, e talvolta eccezionale, sembra, a rifletterci su, spiegabile. Un buon atteggiamento professionale comporta determinazione e implica l'abbandono di altri interessi, qualcosa che molte persone trovano molto angosciante. Alcuni giovani individui non riescono a scegliere una professione perché, per quanto dotati possano essere in diverse aree, non riescono mai a prendere una decisione o a convocare la necessaria perseveranza rivolta verso un unico percorso di carriera. Tuttavia, nel caso dei psicopatici autistici, sembra che seguano il loro percorso con energia accumulata e fiducia in se stessi - con paraocchiali contro le difficoltà reali della vita - a cui sembrano essere stati destinati fin dall'infanzia a causa della loro situazione. Il detto vale anche per questi individui: per ogni carattere, i vantaggi e gli svantaggi derivano dagli stessi tratti, e gli aspetti positivi e negativi sono due facce della stessa medaglia e non possono essere separati l'uno dall'altro. Non si può mai accettare semplicemente il positivo e rifiutare il negativo. Osserviamo che anche gli autistici hanno il loro posto all'interno del tessuto sociale di una comunità, dove svolgono il loro ruolo, spesso in un modo che nessun altro potrebbe fare. Spesso sono i bambini che causano ai loro educatori le maggiori difficoltà e preoccupazioni. È proprio con tali individui che diventa evidente che anche le personalità anormali possono svilupparsi e adattarsi, e spesso accade che durante il loro sviluppo emergano opportunità di integrazione sociale che non erano state anticipate in precedenza. Questo fatto determina il nostro atteggiamento e il nostro giudizio di valore verso individui difficili di questo e di altri tipi, e ci dà il diritto e il dovere di impegnarci con loro con tutta la nostra personalità, poiché crediamo che solo il completo impegno di un educatore amorevole possa avere successo con individui così impegnativi.

8/ CONCLUSIONE

Ora, alla fine del nostro lavoro, dovremmo rivolgere la nostra attenzione alla letteratura. Sarebbe necessario esaminare le relazioni tra il tipo di bambino che abbiamo descritto e i tipi già descritti da altri, come si allineano o differiscono l'uno dall'altro. Non intendiamo affrontare le obiezioni fondamentali contro un approccio tipologico data l'abbondante letteratura. Vogliamo semplicemente ribadire ciò che abbiamo già affermato all'inizio, ovvero che non crediamo nella possibilità di una tipologia sistematica veramente perfetta. La tipologia può essere a volte fruttuosa per la conoscenza, e crediamo di aver dimostrato ciò con il nostro lavoro. Pertanto, è necessario confrontare la letteratura sui tipi psicologici. Ci sono certe somiglianze tra i psicopatici autistici e gli schizotimi di Kretschmer, così come con certe forme dei tipi disintegrati di E.R. Jaensch, e soprattutto con il tipo di "pensiero introspettivo" di Jung. In particolare, nella descrizione dei caratteri introspettivi, abbiamo trovato molte cose che sono correlate alle personalità infantili che abbiamo descritto. Dopo tutto, "introversione" non è altro che il confinamento nel proprio sé (autismo), una restrizione delle relazioni con l'ambiente. Tuttavia, non riteniamo che una discussione con questi autori sia interamente fruttuosa in questa fase: nessuno di loro dice molto - tranne brevi e rare osservazioni - sul comportamento dei personaggi che descrivono nell'infanzia. Pertanto, l'aspetto comparativo manca in larga parte; le descrizioni si trovano su un livello completamente diverso rispetto al nostro. La discussione sarà senza dubbio molto più fruttuosa se mostriamo cosa diventano i nostri bambini autistici man mano che crescono. Su questo punto, dobbiamo anche fare riferimento al lavoro completo che è stato spesso promesso. In questo lavoro, saranno esplorate ulteriormente non solo le basi ereditario-biologiche, ma soprattutto il soggetto di questo lavoro deliberatamente limitato all'infanzia. Ciò ci darà l'opportunità di approfondire le immagini di caratteri descritti da altri autori e evidenziare le somiglianze e i contrasti. L'obiettivo del nostro lavoro è descrivere un tipo anormale di bambino - risultato di un'osservazione intensiva e di un profondo sforzo pedagogico - che abbiamo ritenuto degno di interesse non solo per le sue particolarità e difficoltà, ma anche per le prospettive che porta su questioni psicologiche, pedagogiche e sociologiche centrali.

9/ BIBLIOGRAFIA

- *Bleuler:* Lehrbuch der Psychiatrie, 5. Aufl. Berlin: Springer 1930.

– Das autistisch- undisziplinierte Denken, 3. Aufl. Berlin: Springer 1922.

- *Hamburger:* Die Neurosen des Kindesalters. Wien u. Berlin: Urban & Schwarzenberg 1939.

– *Heinze:* Z. Kinderforsch. 40 (1932).

– *Jaensch, E. R.:* Grundformen menschlichen Seins. Berlin: Elsner.

– Der Gegentypus. Leipzig: Johann Ambrosius Barth.

– *Jung:* Psychologische Typen. Zürich u. Leipzig: Rascher.

– *Klages:* Grundlegung der Wissenschaft vom Ausdruck. Leipzig; Johann Ambrosius Barth 1936.

– Die Grundlagen der Charakterkunde. Leipzig: Johann Ambrosius Barth 1936.

– *Kretschmer:* Körperbau und Charakter. Berlin 1928.

– *Schneider, K.:* Die psychopathischen Persönlichkeiten. Leipzig u. Wien 1934.

– *Schröder:* Kindliche Charaktere und ihre Abartigkeiten, mit erläuternden Beispielen von *Heinze*. Breslau: F. Hirth 1931.

– Mschr. f. Psychiatr. 99 (1938).

POSTFAZIONE

1/ La questione dell'identificazione delle differenze, dei test e della prevalenza

Innanzitutto, è importante ricordare che una differenza che non è visibile fisicamente o che non ha un segno biologico univoco non significa che non esista. A volte ci sono anche criteri biologici o comportamentali maladattati, come si può vedere, ad esempio, con certe allergie o intolleranze che potrebbero non essere evidenti nei test. Ci sono criteri che sono condivisi da troppe situazioni per poter essere spiegati (ad esempio, il mal di gola non è esclusivamente legato alla laringite). Inoltre, ci sono comportamenti e particolarità che potrebbero non essere osservabili in tutti i contesti e situazioni, e ciò può essere dovuto a vari motivi, come il desiderio di apparire il più normale possibile (Hull et al., 2017). Alcuni si riferiscono a questo come camuffamento o mascheramento sociale, e gli individui si trovano in un doppio vincolo: apparire normali per adattarsi, integrarsi e socializzare da un lato, o esporsi per essere diagnosticati con una condizione psichiatrica e cercare aiuto mentre vengono stigmatizzati con l'etichetta di disturbo mentale dall'altro lato. Lo psichiatra Hans Asperger ha sottolineato che lui e il suo team evitavano di mettere i bambini in situazioni di test artificialmente indotte perché implicano compiti stereotipati che non hanno nulla a che fare con la vita reale di tutti i giorni. Tali situazioni potrebbero causare un aumento dell'ansia o delle prestazioni contestuali. Inoltre, queste differenze possono essere riconosciute rapidamente da un occhio esperto e attento basandosi su numerosi dettagli. Asperger ha spiegato che le vere differenze in questi bambini possono essere osservate solo nella vita reale, nel gioco, nel lavoro e nelle situazioni libere. Secondo lui, è necessario condurre un'osservazione educativa (piuttosto che psichiatrica) che si concentri sul percorso dei bambini, sul ragionamento, sulle produzioni libere e spontanee e sui metodi, piuttosto che sui risultati. In termini pratici, oggi tutto questo si concretizza nella discrepanza tra l'approccio scientifico e l'autismo (come studiarlo nell'ambito della psichiatria) e nella sua identificazione attraverso test stereotipati e non necessariamente rilevanti (come ADOS-2 o ADI-R) che non rendono visibili tutte le particolarità né le identificano (soprattutto considerando che non si basano su criteri genetici o neurobiologici), ma consentono anche la loro imitazione.

Riferimenti

Hull, L., Petrides, K. V., Allison, C., Smith, P., Baron-Cohen, S., Lai, M. C., & Mandy, W. (2017). "Putting on My Best Normal": Social Camouflaging in Adults with Autism Spectrum Conditions. Journal of autism and developmental disorders, 47(8), 2519–2534. https://doi.org/10.1007/s10803-017-3166-5

2/ La questione della patologizzazione, della maladattazione e/o del distacco dall'ambiente e dalla cultura, e i problemi all'interno della psichiatria

Secondo Hans Asperger, l'autismo è essenzialmente, se non esclusivamente, caratterizzato da un'incapacità di adattarsi alle richieste dell'ambiente o da relazioni e interazioni disturbate e

126

limitate con l'ambiente. Questo solleva una discussione interessante quando si tratta di individui autistici che non riescono ad adattarsi a una cultura razionale. Al contrario, alcuni di loro faticano semplicemente ad adattarsi a una cultura dell'apparenza, dello spettacolo, dell'egoismo, della pseudoscienza, delle opinioni, delle credenze e di una cultura plasmata da persone che agiscono e pensano diversamente da loro. Il Manuale diagnostico e statistico dei disturbi mentali (DSM) afferma in modo evidente che i disturbi sono caratterizzati in base a norme culturali e sociali in un determinato momento. È quindi chiaro che un disturbo mentale può essere contestuale. Nel 2021 si potrebbe essere disabili negli Stati Uniti ma non necessariamente nel 2015 in Giappone. Ciò solleva problemi significativi riguardo alla validità scientifica della psichiatria. Per illustrare questa presunta incapacità, Asperger parla di interessi speciali, che sono unici, eccentrici (nel senso letterale di "deviare da ciò che è usuale" o avere interessi insoliti). Questi interessi sono stati rinominati intenzionalmente e in modo dispregiativo "interessi ristretti", ma permettono agli individui di raggiungere risultati straordinari e sviluppare specifiche competenze per determinate professioni. Spiega anche che questi bambini possono raggiungere un'integrazione sociale tollerabile o addirittura eccezionale, superando quella della persona media. Pertanto, se alcune persone formulano diagnosi retrospettive (Charlier & Deo, 2018; Fitzgerald, 2000; Keynes, 2008; Lagerkvist, 2002; Otaiku, 2018; Sacks, 2001; Schmidt et al., 2020) o individuano tratti autistici in alcune celebrità di successo eccezionale, ciò non è necessariamente falso o fazioso poiché i modelli di pensiero e comportamento descritti da Hans

Asperger sono facilmente identificabili (specialmente tra scrittori, scienziati e ingegneri), anche se il successo non è un criterio di identificazione. Hans Asperger si contraddice in molti modi, riflettendo il ragionamento, le contraddizioni e le incongruenze insite nella psichiatria, che purtroppo poche persone mettono in discussione. Questo include una serie di vantaggi potenziali come l'intelligenza, la creatività, l'iperlessia, l'ipernumeracy, la razionalità, le capacità percettive e l'iperconsapevolezza, tra gli altri, che saranno affrontati nei prossimi punti. Tuttavia, attualmente l'autismo è considerato un disturbo mentale e associato a una disabilità intellettiva. Questo status psichiatrico ha implicazioni politiche e sociali, consentendo alle persone di accedere a sostegno medico o psicologico a cui non avrebbero diritto se l'autismo fosse semplicemente considerato una differenza. È importante essere consapevoli del fatto che la società non diventerebbe più inclusiva, anche se sono emerse alcune iniziative. Tuttavia, non dovremmo essere ingenui e pensare che la questione eugenetica non diventerà un problema più serio in qualche momento della nostra società, come lo è già in altri luoghi. Tuttavia, Asperger sottolinea che la maggior parte degli individui autistici con intelligenza normale riesce ad integrarsi nel mondo professionale in posizioni che li soddisfano. È in definitiva molto strano considerare la distanza o il distacco dall'ambiente come un disturbo mentale, soprattutto perché può avere certi vantaggi, che saranno affrontati nei prossimi punti. Questo è il motivo per cui Asperger indica che la classificazione sociale di questi individui è difficile.

Riferimenti

Charlier P, Deo S. (2018). Schizophrenia: four examples of historical retrospective diagnosis. L'encephale. 44(6S), S55-S57. http://doi.org/10.1016/s0013-7006(19)30082-x.

Fitzgerald M. (2000). Did Ludwig Wittgenstein have Asperger's syndrome?. European child & adolescent psychiatry, 9(1), 61–65. https://doi.org/10.1007/s007870050117

Keynes, M. (2008). Balancing Newton's mind: his singular behaviour and his madness of 1692-93. Notes and records of the Royal Society of London, 62(3), 289–300. https://doi.org/10.1098/rsnr.2007.0025

Lagerkvist B. (2002). Karl XII hade alla symtom på Aspergers syndrom: envishet, ett inrutat leverne och brist på medkänsla med andra [Charles XII had all symptoms of Asperger syndrome: stubbornness, a stereotyped existence and lack of compassion]. Lakartidningen, 99(48), 4874–4878.

Otaiku A. I. (2018). Did René Descartes Have Exploding Head Syndrome?. Journal of clinical sleep medicine: JCSM: official publication of the American Academy of Sleep Medicine, 14(4), 675–678. https://doi.org/10.5664/jcsm.7068

Sacks O. (2001). Henry Cavendish: an early case of Asperger's syndrome?. Neurology, 57(7), 1347.

https://doi.org/10.1212/wnl.57.7.1347

Schmidt, M., Wilhelmy, S., & Gross, D. (2020). Retrospective diagnosis of mental illness: past and present. The lancet. Psychiatry, 7(1), 14–16. https://doi.org/10.1016/S2215-0366(19)30287-1

3/ La questione dell'intelligenza, della ragione e dell'eredità

Hans Asperger afferma che l'autismo si trova sia in individui prodigiosi che in quelli con disabilità intellettive. Mentre l'adattamento può essere eccezionalmente buono per i primi, è molto difficile o addirittura impossibile per i secondi. Nel caso degli individui prodigiosi, Asperger descrive casi di iperlessia e ipernumerazione e sottolinea la prevalenza dell'autismo tra scienziati, artisti (e oggi, possiamo estendere questo concetto alla tecnologia), allineando perfettamente l'autismo all'immagine del "professore". Sono anche i tratti della personalità (come l'attenzione o l'apertura all'esperienza) - di cui si parlerà in seguito - che variano e determinano se l'autismo è considerato qualcosa di positivo o negativo. Ciò suggerisce una sorta di intensità nella manifestazione dell'autismo, con due poli estremi che potrebbero indicare una distribuzione curva diversa dalla norma, più simile a una curva a forma di "U" che a una curva a forma di "campana". Questo è stato studiato e supporta questa idea, ma a causa dei problemi di concettualizzazione definitiva dell'autismo, delle difficoltà nei test, dell'inadeguatezza dei test di intelligenza per gli individui autistici (Nader et al., 2016) e della mancata identificazione di individui altamente intelligenti (che a volte sono esclusi dagli studi), questa osservazione deve essere affrontata con cautela (Charman et al., 2011). Potremmo anche ipotizzare che l'autismo richieda un certo livello di intelligenza (associato a tratti di personalità specifici e a un ambiente particolare) per funzionare, e che la soglia per la disabilità intellettiva e/o la dipendenza, la mancanza di autonomia, non sia a 70 come nella popolazione generale, ma più alta (80? 90? 100? 110? 120?). Hans Asperger ha già discusso dell'ereditarietà dell'autismo, notando la presenza di tratti autistici nei genitori dei bambini da lui osservati, tra cui molti artisti e scienziati, e sottolineando che l'autismo non deriva da problemi educativi. In ogni caso, Hans Asperger sottolinea che questi bambini sono molto numerosi quando vengono osservati correttamente, e che non ci sono limiti o barriere alla loro adattamento nella società perché la loro intelligenza è sviluppata a un grado superiore alla media. Di conseguenza, in genere superano gli altri, sono più creativi e più razionali. Il vero problema qui risiede nella loro osservazione e giudizio all'interno di una norma che valorizza la menzogna, l'egoismo, lo spettacolo, l'apparenza e la mediocrità. Secondo Hans Asperger, l'autismo potrebbe essere una variazione estrema dell'intelligenza maschile (quella che è caratteristica dei ragazzi: logica, astrazione e ricerca), mentre l'intelligenza femminile potrebbe essere caratterizzata maggiormente dalla praticità, dalla concretezza e dall'apprendimento. Questa teoria è anche proposta da Simon Baron-Cohen, che suggerisce che l'autismo nei maschi e l'autismo nelle femmine abbiano due profili cognitivi opposti. Il primo è caratterizzato dalla sistematizzazione (l'analisi delle variabili all'interno di un sistema e l'estrazione delle regole sottostanti, associata a un pensiero convergente e integrativo), mentre il secondo è caratterizzato dall'empatia (l'identificazione dei pensieri e delle emozioni degli altri per reagire in modo appropriato, consentendo la comprensione e la previsione delle interazioni sociali e dei comportamenti individuali) (Baron-Cohen, 2002, 2004). Pertanto, potremmo considerare che, simile a una curva di intelligenza insolita, stiamo affrontando un cervello altamente sessuato che risponde meno alle ingiunzioni culturali (sebbene sia altamente sensibile all'ambiente) e che è resistente al condizionamento sociale, come i ruoli sociali, le aspettative e le norme di genere (Walsh et al., 2018).

Riferimenti

Baron-Cohen, S. (2002). The extreme male brain theory of autism. Trends in cognitive sciences, 6(6), 248–254. https://doi.org/10.1016/s1364-6613(02)01904-6

Baron-Cohen, S. (2004). L'autisme : une forme extrême du cerveau masculin ?. Terrain, 42, 17-32. https://doi.org/10.4000/terrain.1703

Charman, T., Pickles, A., Simonoff, E., Chandler, S., Loucas, T., & Baird, G. (2011). IQ in children with autism spectrum disorders: data from the Special Needs and Autism Project (SNAP). Psychological medicine, 41(3), 619–627. https://doi.org/10.1017/S0033291710000991

Nader, A. M., Courchesne, V., Dawson, M., & Soulières, I. (2016). Does WISC-IV Underestimate the Intelligence of Autistic

Children?. Journal of autism and developmental disorders, 46(5), 1582–1589. https://doi.org/10.1007/s10803-014-2270-z

Walsh, R. J., Krabbendam, L., Dewinter, J., & Begeer, S. (2018). Brief Report: Gender Identity Differences in Autistic Adults: Associations with Perceptual and Socio-cognitive Profiles. Journal of autism and developmental disorders, 48(12), 4070–4078. https://doi.org/10.1007/s10803-018-3702-y

4/ La questione del sesso e del genere nell'autismo

Alcuni studi sulla popolazione "normale" mostrano differenze tra il cervello maschile e quello femminile (Ritchie et al., 2018; Williams et al., 2021), sia in termini di dimensioni che di influenze ormonali. Ci sono diverse spiegazioni per l'origine di queste differenze, tra cui la genetica e le influenze ormonali durante lo sviluppo fetale. Tuttavia, questo non è l'obiettivo qui, e non sembrano esserci studi su larga scala sulle differenze cerebrali tra maschi e femmine nell'autismo. Hans Asperger si chiedeva perché non avesse incontrato ragazze in cui ciò che aveva descritto fosse pienamente sviluppato. La ricerca su questo argomento sta cominciando a crescere, ma possiamo ancora sostenere alcuni punti già menzionati, come l'inadeguatezza dei test relativi all'autismo e all'intelligenza. Come nel caso dei ragazzi, una ragazza autistica è relativamente facilmente identificabile in un contesto educativo da un occhio attento, grazie alle sue caratteristiche cognitive e comportamentali (come i suoi interessi) e alle sue relazioni con gli altri e con il mondo. In ogni caso, non sarebbe irragionevole affermare, in connessione con tutto ciò che è stato menzionato in precedenza, che il cervello autistico femminile potrebbe adattarsi meglio all'ambiente socio-culturale occidentale. Pertanto, le ragazze e le donne autistiche potrebbero mascherarsi meglio, e di conseguenza, il contrasto con l'ambiente e le caratteristiche dell'autismo potrebbero avere un impatto minore o diverso sulla vita quotidiana e in vari contesti (scuola, lavoro, socializzazione) a seconda degli individui. Sarebbe assurdo e infondato chiedersi se il cervello autistico femminile non sia una forma estrema di intelligenza femminile? I cervelli autistici femminili e maschili sono teoricamente complementari? Al contrario, i cervelli degli individui "neurotipici", che mostrano poche differenze in termini di esperienze pratiche e reali (e di conseguenza il loro comportamento e ruoli), sono teoricamente interscambiabili? In definitiva, è importante tenere sempre presente che gli esseri umani sono animali sessualmente dimorfici (anche se l'ermafroditismo è estremamente raro ma esiste) e che uomini e donne, a parte la cultura - poiché l'autismo potrebbe essere un distaco o addirittura un rifiuto della cultura - hanno ruoli diversi nel contesto della riproduzione. Questo distaco dalla cultura si riflette anche nella questione della creatività e nella relazione con l'autorità.

Riferimenti

Ritchie, S. J., Cox, S. R., Shen, X., Lombardo, M. V., Reus, L. M., Alloza, C., Harris, M. A., Alderson, H. L., Hunter, S., Neilson, E., Liewald, D., Auyeung, B., Whalley, H. C., Lawrie, S. M., Gale, C. R., Bastin, M. E., McIntosh, A. M., & Deary, I. J. (2018). Sex Differences in the Adult Human Brain: Evidence from 5216 UK Biobank Participants. Cerebral cortex, 28(8), 2959–2975. https://doi.org/10.1093/cercor/bhy109

Williams, C. M., Peyre, H., Toro, R., & Ramus, F. (2021). Sex differences in the brain are not reduced to differences in body size. Neuroscience and biobehavioral reviews, 130, 509–511. https://doi.org/10.1016/j.neubiorev.2021.09.015

5/ La questione della creatività

Ora sappiamo che l'autismo - e più in generale, ciò che comunemente viene definito disturbi dello sviluppo neurologico - è associato alla creatività e al pensiero divergente (Best et al., 2015; Liu et al., 2011; Takeuchi et al., 2014), quindi ciò che Hans Asperger ha descritto riguardo ai bambini autistici è ancora rilevante e non sorprendente. Si osserva anche che l'abilità sistematizzante autistica corrisponde a un pensiero convergente e integrativo, che consiste nella sintesi di elementi eterogenei in un insieme unico e coerente (Barbot & Lubart, 2013). Hans Asperger descrive bambini che generano spontaneamente idee originali e che vogliono solo seguire le proprie idee, il che può essere problematico nel contesto scolastico in cui tutto è standardizzato (soprattutto le aspettative). Secondo lui, l'intelligenza autistica potrebbe manifestarsi attraverso l'esperienza del mondo e delle regole, delle conoscenze, delle attitudini e delle formulazioni linguistiche che ne vengono estratte. I bambini autistici possono imparare solo da soli, il che rende molto difficile insegnare loro qualcosa, e non si adattano bene al sistema scolastico perché il loro funzionamento cognitivo non è allineato con l'istruzione di massa. Pertanto, Hans Asperger sottolinea che "i bambini autistici hanno la capacità di vedere le cose e i processi nell'ambiente da una prospettiva nuova. Queste prospettive sono spesso notevolmente mature, e i problemi che pongono vanno molto oltre ciò che è oggetto di pensiero per altri bambini della stessa età" e che la cognizione autistica porta a indagare più a fondo le cose anziché restare sulla superficie. Ciò può creare numerosi conflitti con l'ambiente circostante. Quando si leggono attentamente le descrizioni dei bambini autistici di Hans Asperger, queste assomigliano quasi perfettamente alle descrizioni dei bambini creativi nel contesto scolastico, comprese le loro relazioni con la scuola, gli insegnanti e gli altri bambini. Questo solleva la questione se la creatività sia la cognizione e la psiche predefinite dell'autismo. Dal momento che le scuole insegnano solo un modo specifico di fare, pensare ed essere, ciò diventa piuttosto problematico.

Riferimenti

Barbot, B. & Lubart, T. (2012). Adolescence, créativité et transformation de Soi. *Enfance*, 3, 299-312. https://doi.org/10.4074/S0013754512003059

Best, C., Arora, S., Porter, F., & Doherty, M. (2015). The Relationship Between Subthreshold Autistic Traits, Ambiguous Figure Perception and Divergent Thinking. Journal of autism and developmental disorders, 45(12), 4064–4073. https://doi.org/10.1007/s10803-015-2518-2

Liu M.-J., Shih W.-L., Ma L.-Y. (2011). Are children with Asperger syndrome creative in divergent thinking and feeling? A brief report. Res. Autism Spectr. Disord., 5, 294–298. http://doi.org/10.1016/j.rasd.2010.04.011

Takeuchi, H., Taki, Y., Sekiguchi, A., Nouchi, R., Kotozaki, Y., Nakagawa, S., Miyauchi, C. M., Iizuka, K., Yokoyama, R., Shinada, T., Yamamoto, Y., Hanawa, S., Araki, T., & Hashizume, H. (2014). Creativity measured by divergent thinking is associated with two axes of autistic characteristics. Frontiers in psychology, 5, 921. https://doi.org/10.3389/fpsyg.2014.00921

6/ La questione dell'educazione, del condizionamento e dell'autorità

Hans Asperger ha lavorato in una clinica e ha proposto una pedagogia terapeutica e adattiva per i bambini autistici al fine di normalizzarli e farli adattare allo stampo (è importante tenere presente il contesto politico dell'epoca). Descrive bambini autonomi e autentici che osserva e giudica in base a norme comportamentali che spesso ruotano attorno alla ricerca di approvazione e manipolazione. C'è un presupposto nell'educazione, ancora troppo diffuso, che spinge ogni bambino ad amare, giocare e andare d'accordo con tutti gli altri bambini, il che è impossibile, soprattutto per questi bambini diversi. Quando un bambino non fa ciò che ci si aspetta socialmente da lui, viene considerato "cattivo". Lo stesso vale quando mettono in discussione le regole (a volte in modo valido), e quando prestano attenzione alle proprie esigenze (senza necessariamente dare priorità agli altri), vengono visti come egoisti. Hans Asperger spiega che i bambini normali obbediscono e si integrano inconsciamente, mentre i bambini autistici disobbediscono consapevolmente e quindi non si integrano. Tutto ciò solleva dibattiti più filosofici e pedagogici sul ruolo dell'autorità, della giustizia (a volte le regole sono autoritarie e ingiuste) e dell'equità, ma sicuramente non sulla disabilità. È sbagliato non aderire a un'istruzione o a un ordine ingiusto, inappropriato o moralmente discutibile? Questa domanda è particolarmente importante e essenziale nel contesto della Seconda guerra mondiale. Qui, vediamo che Hans Asperger propone di utilizzare la manipolazione e il ricatto emotivo per gestire i bambini che resistono al condizionamento educativo, socio-politico e culturale. Ciò può essere spiegato abbastanza facilmente da ciò che Tony Attwood descrive quando scrive che "Parlando con un ragazzo con la sindrome di Asperger, l'ascoltatore avrà probabilmente l'impressione che il bambino sia un 'piccolo professore' che utilizza un vocabolario avanzato per un bambino della sua età ed è in grado di raccontare molti fatti interessanti (o noiosi). Le ragazze con la sindrome di Asperger possono sembrare 'piccole filosofe', capaci di riflessioni profonde sulle situazioni sociali. Fin dalla giovane età, le ragazze con la sindrome di Asperger hanno utilizzato le loro capacità cognitive per analizzare le interazioni sociali e discutere frequentemente delle differenze tra le convenzioni sociali e le loro riflessioni sugli eventi sociali" (2010, p. 42). Prese nel loro insieme, le descrizioni pedagogiche di Hans Asperger dimostrano come andare a scuola e/o seguire un'istruzione tradizionale possa essere problematico per questi bambini. Vediamo molte aule che si adattano all'iperlessia? Come vengono generalmente gestiti i bambini che sono indietro o avanzati nello sviluppo? L'inclusione è l'unica e migliore soluzione? È evidente che l'istruzione di massa è inadeguata e ci sono alternative all'interno del sistema scolastico (come diverse pedagogie o approcci che non prevedono l'istruzione diretta, poiché questo è problematico qui) o al di fuori della scuola (come l'homeschooling o l'unschooling), ma queste alternative non sono sempre accettate o discusse. Hans Asperger fa osservazioni interessanti, ma talvolta fornisce analisi errate quando, ad esempio, spiega che è problematico per i bambini autistici rifiutare i complimenti e la conformità. Sebbene ciò possa essere problematico per l'ordine sociale e il gruppo (specialmente nel contesto e nel regime in cui viveva), dal punto di vista generale sembra attirare modelli affettivi relativamente sani. Il fatto che questi bambini resistano all'autorità, alla manipolazione e all'obbedienza immediata non indica malizia, cattiva volontà o alcun vizio. Significa piuttosto che richiedono diverse modalità di interazione e che il loro approccio cognitivo e percettivo al mondo e agli altri deve essere studiato per essere compreso. È anche compreso che se un bambino autistico può imparare solo attraverso l'autoesperienza, allora l'ambiente è cruciale perché condiziona tutto, compreso il loro sviluppo. Il bambino deve passare attraverso una moltitudine di esperienze per comprendere, analizzare e adattarsi; altrimenti, il bambino non può svilupparsi. È qui che l'inclusione può avere un risultato contrario al suo obiettivo, poiché l'istruzione non si adatta al bambino; piuttosto, si pretende che il bambino si conformi a una norma, a una cultura che non si allinea con il suo essere. Ci troviamo di fronte a una grande contraddizione: i bambini autistici hanno bisogno di routine e di stabilità delle cose e delle persone, eppure il loro sviluppo sembra richiedere il cambiamento. Si può anche interrogare se un ambiente troppo stabile e/o troppo protettivo possa avere conseguenze contrarie a quanto ci si aspetta. La comodità, la stabilità, la cultura e la normatività consentono a questi bambini divergenti di imparare e crescere adeguatamente? Le difficoltà che vivono gli individui autistici non sono esclusive dell'autismo; tutti nella vita affrontano difficoltà, ma differiscono nel fatto che spesso toccano ciò che è essenziale all'interno delle norme culturali e, quindi, nel mondo dell'istruzione e dell'impiego. Pertanto, è facile comprendere che i vantaggi e le difficoltà possono variare a seconda delle culture, delle professioni e delle epoche e che a volte possono essere facilmente compensati (ad esempio, un bambino autistico con difficoltà motorie che in seguito fiorisce in una professione artistica o artigianale legata ai suoi interessi particolari). In definitiva, se adottiamo una certa prospettiva - quella di Hans Asperger, ma anche una prospettiva più generale - questi bambini non si adattano all'ambiente perché sono molto resistenti all'influenza e alla manipolazione. Tuttavia, questo ambiente è stato costruito e progettato proprio perché le persone non riescono a concepire che potrebbero esserci cognizioni diverse ed è impensabile costringere qualcuno a pensare, percepire e agire in modo completamente incongruente con la propria psiche e cognizione. Cosa succederebbe se offrissimo un'istruzione realmente adattata a questi bambini?

Osserveremmo ancora queste difficoltà? La risposta è chiaramente no, ma invece di cercare di modificare l'istruzione, abbiamo sempre cercato di "trattare" questi bambini, per quanto siano diversi l'uno dall'altro. Tutte queste domande inevitabilmente ci conducono alla questione del fenotipo autistico e al concetto di spettro.

Riferimenti

Attwood, T. (2010). Le Syndrome d'Asperger. De Boeck.

7/ La questione del fenotipo autistico e dello spettro

Come scrive Hans Asperger, ogni persona è unica, e l'autismo deve essere descritto nella sua multidimensionalità. L'autismo è un intreccio infinito di tratti. Una tipologia troppo semplicistica e uniforme potrebbe patologizzare la normalità perché molte persone all'interno del range di variazione "normale" potrebbero rientrare in essa. Questo è criticato, ad esempio, da Allen Frances, direttore del DSM-IV, e da Robert Plomin (2018). Asperger spiega che le differenze mentali devono essere spiegate in base ai diversi gradi di sviluppo dei vari tratti che le compongono. Inoltre, sottolinea che i tratti di personalità influenzeranno l'individuo in generale e la sua intelligenza (e che la personalità svolge il ruolo più importante nella valutazione), incluso nel caso degli individui autistici. Pertanto, intelligenza, personalità e creatività varieranno qualitativamente e quantitativamente all'interno dell'autismo, il che significa che non si tratta semplicemente di più o meno della stessa cosa, ma piuttosto di cose diverse in diversi gradi. È la combinazione di queste variazioni che crea il concetto di spettro. Abbiamo già discusso sopra la questione dell'intelligenza, così come quella della creatività e di come l'ambiente possa influenzare lo sviluppo autistico, ma la questione della personalità non è ancora stata sviluppata. Per semplificarla, possiamo fare riferimento alla teoria dei Cinque Grandi, che descrive cinque tratti di personalità negli individui: estroversione, nevroticismo, coscienziosità, apertura all'esperienza e gradevolezza. Tenendo a mente questi cinque tratti, diventa più facile capire alcune differenze tra gli individui autistici (per semplificare molto ampiamente, una persona autistica può essere gentile o cattiva, altruista o egoista, aperta o intollerante, ecc.), e c'è molto da dire e discutere. La questione della coscienziosità è stata ampiamente affrontata da Hans Asperger.

Riferimenti

Frances, A. (2013). Saving normal: an insider's revolt against out-of-control psychiatric diagnosis, DSM-5, big pharma, and the medicalization of ordinary life. William Morrow.

Frances, A. (2013). Sommes-nous tous des malades mentaux ?. Odile Jacob.

Plomin, R. (2018). Blueprint, How DNA makes us who we are. Penguin Science.

8/ La questione dell'iperconsapevolezza e della sensibilità

Hans Asperger descrive i bambini autistici come dotati di capacità insolite di introspezione, osservazione e autocritica, mentre gli altri bambini hanno una scarsa consapevolezza di sé. Molte delle loro reazioni sono intellettualizzate e non naturali, a differenza di quelle degli altri bambini. Pertanto, tutte le adattamenti sociali per loro si basano sull'intelletto. Ma è strano o patologico non capire regole implicite e talvolta assurde? Hans Asperger descrive anche gli individui autistici come altamente consapevoli dei processi nel loro corpo, possedendo una forte interocezione. Questa elevata consapevolezza biologica potrebbe essere considerata uno stato di coscienza predefinito (Brown, 1975) nell'autismo. Questi elevati livelli di consapevolezza, che sono probabilmente legati anche alle loro uniche sensibilità sensoriali ed emotive, portano a difficoltà nell'interazione in gruppi ma consentono loro di identificare altri bambini diversi e di essere sensibili alle loro differenze, facilitando la socializzazione. Hans Asperger spiega anche che questa sensibilità acuita negli individui autistici può talvolta manifestarsi in forti predisposizioni artistiche o addirittura ipersensibilità (aumento delle sensazioni in uno o più sensi). Ora sappiamo che questa sensibilità può portare a un aumentato rischio di esperienze di stress post-traumatico (Haruvi-Lamdan et al., 2020) o a difficoltà nella regolazione emotiva (Cai et al., 2018). Tutte queste informazioni ci portano a interrogarci se l'iperconsapevolezza (o la consapevolezza) sia uno degli stati di coscienza predefiniti nell'autismo. Questo è il motivo per cui può essere pericoloso proporre la meditazione agli individui autistici perché in generale sono più consapevoli e quindi più ansiosi e angosciati rispetto ad altre persone. La meditazione potrebbe solo rafforzare questo stato di ansia.

Riferimenti

Brown, B. B. (1975). Biological awareness as a state of consciousness. Journal of Altered States of Consciousness, 2(1), 1–14.

Cai, R. Y., Richdale, A. L., Uljarević, M., Dissanayake, C., & Samson, A. C. (2018). Emotion regulation in autism spectrum disorder: Where we are and where we need to go. Autism research : official journal of the International Society for Autism Research, 11(7), 962–978. https://doi.org/10.1002/aur.1968

Haruvi-Lamdan, N., Horesh, D., Zohar, S., Kraus, M., & Golan, O. (2020). Autism Spectrum Disorder and Post-Traumatic Stress Disorder: An unexplored co-occurrence of conditions. Autism : the international journal of research and practice, 24(4), 884–898. https://doi.org/10.1177/1362361320912143

9/ La questione dei conflitti, delle aspettative, della giustizia, dell'equità, dell'umorismo e della teoria della mente

Hans Asperger descrive le difficoltà che i genitori affrontano con i loro figli e gli educatori affrontano con i loro studenti. I genitori hanno aspettative normali, nel senso che vogliono che i loro figli si adattino al mondo (e alle abitudini socioculturali), non importa quanto assurdo o corrotto possa essere, anziché cercare di adattarsi alla loro particolare cognizione. Queste aspettative inevitabilmente portano a conflitti. Il problema non è che gli individui autistici siano incapaci di adattarsi alla società, ma piuttosto che avrebbero molta più facilità in una società organizzata da loro stessi, in cui la comunità è affrontata da una prospettiva diversa - una comunità più equa in cui ogni persona fa ciò che deve fare senza fronzoli o spreco di tempo in pause caffè e socializzazione futili. Hans Asperger descrive bambini egocentrici e disobbedienti che, in realtà, vogliono solo essere compresi, ascoltati, rispettati e trattati come uguali, indipendentemente dall'età, dal genere o dalla posizione sociale. Trattano tutto e tutti allo stesso modo e sono equi. Trattano gli esseri umani in base alla loro natura umana e non in base a illusioni sociali come i titoli. È questo fondamentalmente problematico? Qui possiamo considerare la questione della teoria della mente per gli individui che interagiscono e lavorano sul tema dell'autismo, ma non sono in grado di capire veramente cosa comporti. Damian Milton (2012) parla del problema della doppia empatia, la difficoltà per gli individui autistici di comprendere le persone neurotipiche e la difficoltà per le persone neurotipiche di comprendere gli individui autistici. Pertanto, Hans Asperger descrive ripetutamente come gli individui autistici suppostamente manchino di senso dell'umorismo, fornendo esempi di scherzi, bullismo e molestie scolastiche in cui i bambini autistici non ridono di ciò che vivono, rinforzando solo il comportamento malizioso di alcuni bambini. Tuttavia, ora sappiamo che queste supposizioni si sono rivelate false (Lyons & Fitzerald, 2004; Nagase, 2019; Van Bourgondien & Mesibov, 1987; Wu et al., 2014). Lo stesso vale per diverse modalità di gioco, empatia, teoria della mente, comunicazione (Crompton, 2019; Crompton et al., 2020) e socializzazione.

Riferimenti

Crompton, C. J., Fletcher-Watson, S. (2019, May 2). Efficiency and interaction during information transfer between autistic and neurotypical people [Poster presentation]. International Society for Autism Research Annual Conference, Montreal, Ontario, Canada.

Crompton, C. J., Ropar, D., Evans-Williams, C. V., Flynn, E. G., & Fletcher-Watson, S. (2020). Autistic peer-to-peer information transfer is highly effective. Autism, 24(7), 1704–1712. https://doi.org/10.1177/1362361320919286

Lyons, V., & Fitzgerald, M. (2004). Humor in autism and Asperger syndrome. Journal of autism and developmental disorders, 34(5), 521–531. https://doi.org/10.1007/s10803-004-2547-8

Milton, D. (2012) On the ontological status of autism: the 'double empathy problem', Disability & Society, 27:6, 883-887. http://doi.org/10.1080/09687599.2012.710008

Nagase, K. (2019). Relationship Between Autism Spectrum Disorder Characteristics and Humor Appreciation in Typically Developing Individuals. Psychological Reports, 122(6), 2282–2297. https://doi.org/10.1177/0033294118804999

Van Bourgondien, M. E., & Mesibov, G. B. (1987). Humor in high-functioning autistic adults. Journal of autism and developmental disorders, 17(3), 417–424. https://doi.org/10.1007/BF01487070

Wu, C., Tseng, L., An, C., Chen, H., Chan, Y., Shih, C., Zhuo, S. (2014). Do individuals with autism lack a sense of humor? A study of humor comprehension, appreciation, and styles among high school students with autism. Research in Autism Spectrum Disorders, 8, 1386–1393. http://doi.org/10.1016/j.rasd.2014.07.006

Conclusioni

È davvero sorprendente concludere che le osservazioni fatte da Hans Asperger diversi decenni fa siano ancora accurate e rilevanti oggi? È anche importante notare che aveva un campo di osservazione "privilegiato", avendo potuto interagire con quasi 200 bambini. Una persona perspicace può sempre riconoscere tutti questi tratti e comportamenti, a condizione che si trovino nell'ambiente giusto in cui questi bambini sono presenti (come scuole alternative - spazi in cui i genitori, accorgendosi di avere un figlio diverso, decidono di non sottoporlo alle pressioni delle scuole tradizionali - o nell'ambito dell'istruzione domiciliare, ad esempio). Le loro caratteristiche, peculiarità, comportamenti e modi di pensare possono sorprendere, sfidare e sollevare domande, ma l'aspetto più importante rimane il rispetto e la volontà di comprendere, con l'obiettivo di favorire una migliore convivenza. Ma può essere sufficiente una singola osservazione per trarre conclusioni? Questi bambini hanno un rapporto completamente diverso con il mondo, con diverse priorità che sono difficili da comprendere per la persona media. Si potrebbe addirittura sostenere che l'autismo dovrebbe essere considerato alla fine come una particolare neurobiologia caratterizzata da processi cognitivi specifici, percezioni e sensazioni uniche e una coscienza distinta. Tuttavia, come abbiamo permesso la patologizzazione di tutte queste differenze, che alla fine mettono in discussione le norme socio-culturali artificiali (e ci spingono a riflettere su come alcuni esseri umani trattano la differenza)? Si tratta, in realtà, di un problema di inadeguatezza all'ambiente o di una capacità di adattarsi a tutto - e quindi di non integrarsi pienamente in nulla - nonostante gli aspetti a volte assurdi e maligni degli ambienti e dei contesti, come ben spiegato da Hans Asperger? Si potrebbe facilmente spiegare che gli individui con autismo semplicemente non si trovano nel loro ambiente naturale, portandoci a percepirli come se avessero un problema (similmente a come descriveremmo gli animali in uno zoo o in un circo). Ed è proprio in questi ambienti inadatti che sorgono difficoltà e limitazioni. Sembra esserci una mancanza di considerazione (non derivante da malvagità intrinseca, ma da un problema di comprensione degli individui con autismo e di concettualizzazione dell'autismo) all'interno dei contesti educativi e da una prospettiva sociale più ampia. È anche importante tenere presente che non tutti i casi di Hans Asperger sono descritti in questo testo, ma la sua analisi si basa su una grande quantità di dati, e ha scelto di descrivere uno spettro attraverso vari bambini con abilità diverse e altamente variabili (che vanno dalla dislessia all'iperlessia, ad esempio). Le possibilità che derivano da questo lavoro potrebbero essere state e sono ancora numerose, ma gli approcci alla cura e alla guarigione nel corso degli ultimi decenni sollevano domande profonde a causa della limitata diversità di approcci pedagogici che non mirano alla conformità a ogni costo (come l'unschooling e l'educazione basata sulla natura, o ciò che abbiamo implementato all'Istituto Pinsons). Questi approcci potrebbero essere proposti al fine di evitare di affidarsi esclusivamente all'inclusione totale, che probabilmente non funzionerà mai senza cambiare fondamentalmente il sistema educativo (prendendo ispirazione, ad esempio, almeno nella prima infanzia, da quanto viene fatto a Reggio Emilia in Italia, in Danimarca o in Svezia), dove è chiaro che i bambini diversi (in senso ampio) non realizzeranno mai appieno il loro potenziale.

Per ulteriori approfondimenti:

Baron-Cohen, S. (2020). The Pattern Seekers: How Autism Drives Human Invention. Basic Books.

Bohler, S. (2020). Le bug humain. Pocket.

Charneau, A., & Rebecchi K. (2020). Reggio Emilia - Une pédagogie innovante de la petite enfance. Kindle Direct Publishing.

Deneault, A. (2015). La médiocratie. Lux.

Niccol, A. (Réalisateur). (1997). Bienvenue à Gattaca. [Film].

Rebecchi, K. (2021). Apprendre à lire et à écrire sans école. Kindle

Direct Publishing.

Rebecchi, K. (2021). Qui sont vraiment les anormaux ? Entre diversité génétique, variabilité neurologique et darwinisme social. Kindle Direct Publishing.

Roth, V. (2011). Divergent. Nathan.

Spikins, P., Wright, B. (2017). The Prehistory of Autism. Rounded Globe.

www.ingramcontent.com/pod-product-compliance
Lightning Source LLC
Chambersburg PA
CBHW050450290526
45786CB00006B/2240